Vorwort

Arthrose wird gern als klassische Zivilisationskrankheit bezeichnet. Gelenkabnutzung liegt in der Natur der Sache und betrifft jeden. Die meisten Menschen merken nichts davon, aber bei etwa jedem Fünften stellen sich »Probleme mit den Gelenken« ein: Schmerzen und Bewegungseinschränkung. Das hat viel mit dem westlichen Lebensstil zu tun!

Arthrose bedeutet »Knorpelverschleiß« in Gelenken und kann bislang nicht »geheilt« werden. Wie so oft bei rätselhaften Gesundheitsstörungen ist Vorbeugung der Schlüssel zur Lösung des Problems. Und diese Problemlösung haben Sie komplett selbst in der Hand. Das Zauberwort heißt: Do it yourself!

Werden Sie aktiv. Tun Sie etwas, um sich vor Arthrose zu schützen. Mit dem passenden Bewegungsprogramm, gesunder, vollwertiger Ernährung, optimaler Nährstoffversorgung und mehr Gelassenheit sind Sie auf dem besten Weg, Gelenkproblemen vorzubeugen. Arthrose ist keineswegs unvermeidlich!

In diesem Buch erfahren Sie, wie Arthrose entsteht, wie man sie erkennt und wie Sie sie vermeiden können. Es gibt mehr Möglichkeiten, als Sie glauben. Also runter vom Sofa – und immer in Bewegung bleiben!

Dr. med. Eberhard J. Wormer

Inhalt

Einleitung

Ja, er hatte auch Arthrose! Ötzi, der Mann aus dem Eis, der vor 5300 Jahren lebte und im besten Mannesalter von einem tödlichen Pfeil getroffen wurde. Die Muskeln und Gelenke an Ötzis Schultern, Armen und Händen sind nicht verschlissen. Das könnte landwirtschaftliche Arbeit ausschließen. Körperscans zeigen aber starke Schäden an den Muskeln und Gelenken der Beine und des Rückens. Knie- und Hüftgelenke weisen fortge- schrittenen Knorpelschwund auf. Ötzi war offenbar viel unterwegs und litt vermutlich unter schmerzhaften Gelenkbeschwerden.

Arthrose ist demnach alles andere als eine moderne Zivilisationskrankheit. Allerdings trug der moderne Lebensstil – Bewegungsmangel, Übergewicht, ungesun- de Ernährung – wesentlich dazu bei, dass Arthrose heute als »Volkskrankheit« wahrgenommen wird. Jede zweite Frau und ein Drittel aller Männer über 60 sollen von arthrotischem Knorpelschwund betroffen sein – häufig Auslöser von Schmerzen und Bewegungseinschränkun- gen. Und die Ursachen der Arthrose bleiben nach wie vor rätselhaft. Man weiß aber, dass viele Faktoren an ihrer Entstehung beteiligt sind.

Die moderne Medizin hat in den letzten Jahrzehnten erstaunliche Fortschritte in der Behandlung von schwe- ren degenerativen Gelenkerkrankungen erzielt. Das Spek- trum reicht von Injektionen in die Gelenkkapsel bis zum totalen Gelenkersatz. Was dabei auf der Strecke geblieben ist, sind die zahlreichen Möglichkeiten, Arthrose wirksam vorzubeugen. Viele Ärzte (und Patienten) betrachten die Arthrose als unvermeidlichen »Altersverschleiß«, der am Ende nur mit biotechnologischen Mitteln behandelt werden kann – eine Fehleinschätzung. Und dennoch kein Wunder, dass die »neue Hüfte« oder das »neue Kniegelenk« bei Ärzten und Patienten hoch im Kurs steht.

»Der medizinische Wissensstand über Arthrose steht im deutlichen Kontrast zur Bedeutung dieser Krankheit in unserer Gesellschaft«, bemängelt Professor Andrea Meurer von der Orthopädischen Universitätsklinik Friedrichsheim/Frankfurt am Main: »Weder die Ursachen für die Entstehung der Arthrose noch die Veränderungen im Gelenk im Verlauf der Erkrankung sind ausreichend untersucht.« Dennoch betrachten viele Arthrosepatienten den Gelenkersatz als hilfreichste Therapie.

Seit 2013 werden in Deutschland immer mehr künstliche Kniegelenke eingesetzt. 2013 bis 2016 ist die Zahl der Eingriffe von 143 000 auf 169 000 gestiegen (+ 18 Prozent). Dieser Trend ist nicht zu erklären, weder medizinisch noch demografisch oder geografisch. Bei unter 60-Jährigen stiegen die Operationszahlen von 27 000 auf 33 000 (+ 23 Prozent). Eine Studie hält diese Entwicklung für besorgniserregend, und Orthopäden fragen: »Wird vorschnell operiert?«

Die Kürzung der Vergütung seit 2017 wird nicht zur Kostensenkung führen, sondern zum günstigeren

Gelenkersatz in noch kürzerer Zeit für noch mehr Patienten. Die Bundesärztekammer berichtete 2018 über Behandlungsfehler: Mit sehr deutlichem Abstand betrafen die meisten strittigen Diagnosen und Therapiefehler Knie- und Hüftgelenksarthrosen. Überlegen Sie sich gut, ob Sie wirklich unter diesen Umständen Gelenkimplantate möchten! Sie sollten nicht vergessen, dass totaler Gelenkersatz immer ein schwerer operativer Eingriff mit entsprechenden Risiken ist. Nicht bei jedem halten die Gelenkprothesen lebenslang durch. Die bessere Idee ist, sich frühzeitig um die Gesundheit von Knochen und Gelenken zu kümmern, beizeiten

Der totale Gelenkersatz sollte die letzte Option bei schwerer Arthrose sein.

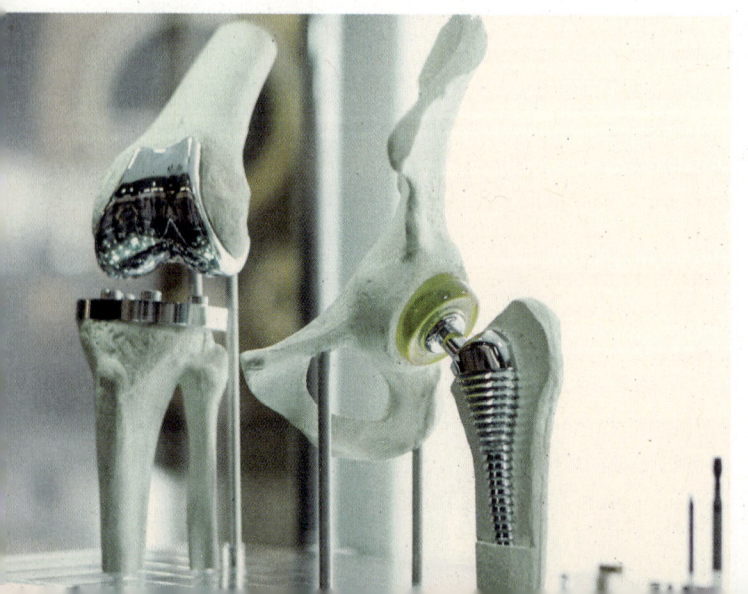

Knorpelstress und Arthrose vorzubeugen. Wie gesagt, jeder Mensch bekommt es mit zunehmendem Alter mit Arthrose zu tun – aber nur jeder fünfte Betroffene leidet an Schmerzen und Problemen bei Gelenkbewegungen. Unterschätzen Sie nicht die Wirksamkeit vorbeugender Maßnahmen!

In diesem Buch finden Sie die besten und wirksamsten Angebote zur Arthrosevorbeugung. Sie können aus einer Vielzahl von Optionen Ihr maßgeschneidertes Vorbeugungsprogramm zusammenstellen: Bewegung, Entspannung, Vitalstoff-Supplemente und regenerativ wirksame Knorpelstoffe. Die Auswahl beschränkt sich auf das, was Sie in jedem Fall selbst tun können: echte Do-it-yourself-Medizin ohne Nebenwirkungen!

Falls Sie einen aufgeschlossenen Hausarzt haben, können Sie sich gern von ihm beraten lassen. Lassen Sie sich aber auf keinen Fall von Medizinern davon abhalten, Ihren Knorpelschutz selbst in die Hand zu nehmen. Bekanntermaßen fühlen sich Mediziner in erster Linie für »Reparaturen« aller Art zuständig. Um Ihre Gesundheit und den Schutz vor Knorpelschwund müssen Sie sich selbst kümmern.

Viele Studien haben gezeigt, dass Sie sich mit den in diesem Buch vorgestellten Mitteln vor Gelenkschmerzen und Bewegungseinschränkungen durch Arthrose effektiv schützen können. Nutzen Sie dieses Angebot zum eigenen Vorteil.

Vorbeugung ist die beste Medizin!

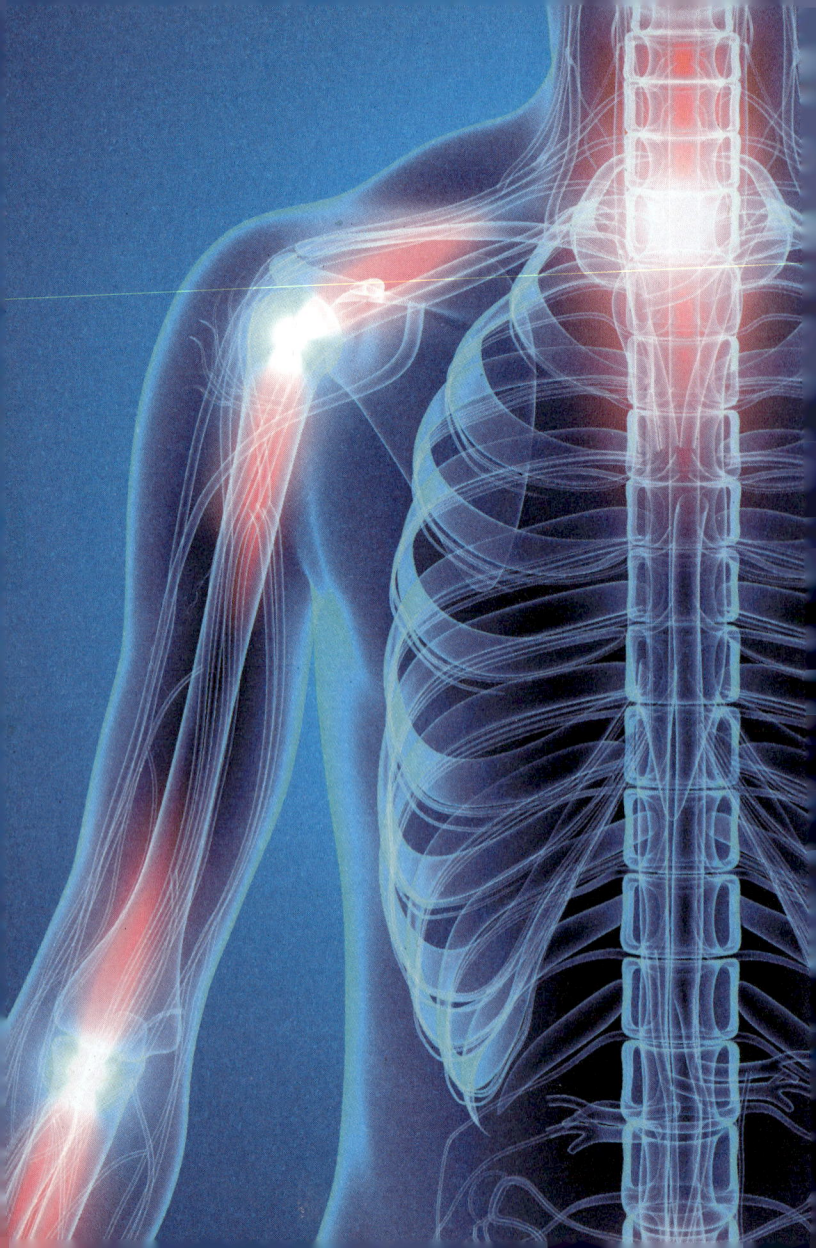

Grundwissen
Arthrose

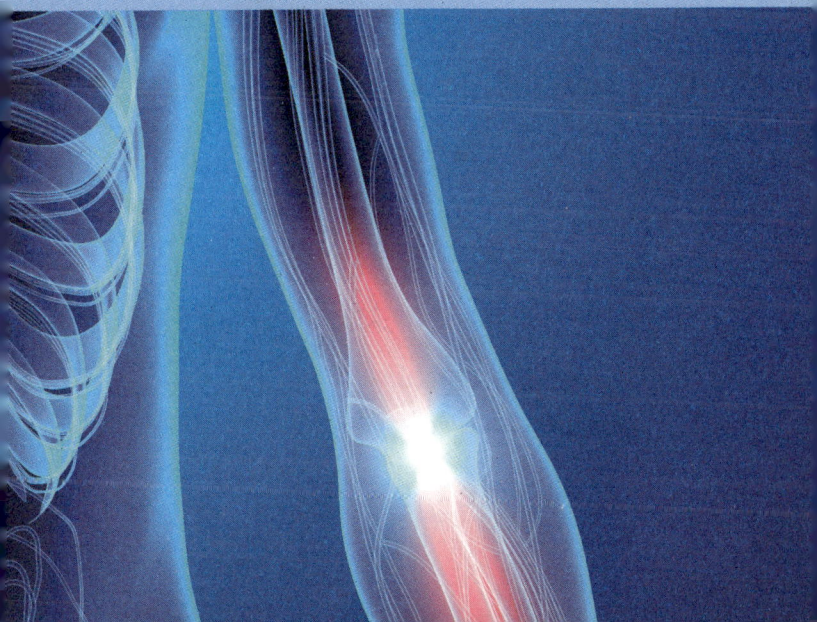

Mysterium Knorpelschwund

»Arthrose bleibt ein Mysterium. Jeder erkennt sie, wenn er sie sieht – aber niemand kann sie definieren.« Der Arthroseforscher Paul Dieppe sagte das im Jahr 1984, und es gilt noch heute.

Bei Arthrose, auch als degenerative Gelenkerkrankung, *Arthrosis deformans* oder Osteoarthrose bekannt, kommt es zunehmend zum Aufbrauch (»Verschleiß«) von Gelenkknorpel, der dann seine Stoßdämpferfunktion einbüßt. Typische Anzeichen von Arthrose sind anfangs Aufweichung, Einrisse und Fragmentierungen im Gelenkknorpel. Später verdichtet sich die Knochensubstanz unter der Knorpeloberfläche. Knochenzysten und knöcherne Auswüchse an den Gelenkrändern entwickeln sich. Am Ende sind die Gelenkknochen blankgezogen und reiben aufeinander. Das zentrale Problem solcher Veränderungen: Schmerzen und Bewegungseinschränkungen. Arthrose ist die am weitesten verbreitete krankhafte Störung der knöchernen Komponenten des Bewegungsapparats. Sie ist heute zudem die häufigste Gelenkerkrankung überhaupt. Seit Jahrzehnten befasst sich die Forschung mit den Ursachen und Faktoren, die zur Arthrose führen. Man möchte mehr erfahren über die Entstehungsbedingungen und Verläufe, über beteiligte Zellen, Gewebe, Organe und Auslöser, über die Diagnose der Arthrose sowie über wirksame Vorbeugung und Behandlung von Beschwerden.

Eine mögliche Antwort auf die Frage nach der Herkunft der Arthrose ist in der menschlichen Entwicklungsgeschichte zu finden. Der aufrechte Gang des *Homo sapiens* ist eine relativ junge Errungenschaft. Innerhalb von weniger als 200 Jahren ist die Lebenserwartung auf beeindruckende 70 Jahre (Männer) bzw. mehr als 80 Jahre (Frauen) angestiegen. Damit hielt offenbar die Funktionalität unserer Gelenkausstattung nicht Schritt. Die Körpergelenke, vor allem der unteren Gliedmaßen, und die Stabilität des Knochenskeletts sind auf die Belastungen eines sehr langen Lebens noch nicht optimal angepasst. Abbauvorgänge der Gelenkknorpel im jüngeren und mittleren Lebensalter bleiben meist unauffällig, können aber später schmerzhafte Gelenkprobleme verursachen. Wie man solchen Problemen am besten begegnet, bleibt eine Herausforderung für die Medizin.

Auch die biologische Anthropologie hat sich an der Spurensuche nach den Ursachen der Arthrose beteiligt – durch Analysen der knöchernen Überreste von Menschen der Stein-, Bronze- und Eisenzeit sowie moderner Menschen bis ins 17./18. Jahrhundert. Die Ergebnisse warfen mehr Fragen auf als erwartet. Alle untersuchten Einflussfaktoren kamen sowohl mit als auch ohne Arthrose vor: Alter, Geschlecht, Trauma, Knochendichte, Körpergewicht, Stoffwechselerkrankungen, Belastungen, Bewegungsmuster, Lebensstil. In früheren Zeiten war vor allem das Ellbogengelenk betroffen. Heute sind es am häufigsten arthrotische Knie- und Hüftgelenke.

Arthrose ist eine rätselhafte Gelenkerkrankung, an der viele Faktoren beteiligt sind. Dementsprechend gibt es zahlreiche Möglichkeiten zur Vorbeugung und Behandlung von Beschwerden – von der Homöopathie bis zum totalen Gelenkersatz. Eine präzise Definition der Arthrose fehlt noch immer.

Andererseits gab es erstaunliche Fortschritte, was die Behandlung der Arthrose betrifft. Obwohl bewährte gelenkerhaltende (konservative) Therapien existieren, steht die Implantation künstlicher Gelenke – der totale Gelenkersatz – in Industriestaaten ganz hoch im Kurs. International ist Deutschland Vizeweltmeister (nach den USA), was Gelenkersatz betrifft.

Obwohl »die neue Hüfte, das neue Knie« groß in Mode sind, sollten Sie die Risiken eines solchen Eingriffs nicht unterschätzen und die Möglichkeiten der orthopädischen Biotechnologie nicht überschätzen. Zudem ist bekannt, dass operative Gelenkeingriffe oft zu schnell verordnet werden oder manchmal gar überflüssig sind – Gelenkersatz ist auch ein hochprofitables Geschäftsmodell!

Der bessere Weg ist in jedem Fall, Arthrose frühzeitig vorzubeugen oder Beschwerden konservativ zu behandeln, statt auf eine Gelenkprothese zu spekulieren. Der gesunde Lebensstil mit viel Bewegung und gesunder Ernährung trägt nachhaltig dazu bei, dass Sie lebenslang gelenkfit bleiben und sich vor arthrotischen Gelenkproblemen schützen.

ARTHROSE-TAGEBUCH

INFO

✂ Erst gegen Ende des 19. Jahrhunderts gelang es Ärzten, entzündliche Gelenkveränderungen (Arthritis) von nicht entzündlichen Gelenkveränderungen (Arthrose) zu unterscheiden. Der englische Arzt und Forscher Archibald E. Garrod (1857–1936) benutzte 1889 erstmals den Begriff *osteoarthritis*, um entzündliche von nicht entzündlichen Gelenkerkrankungen abzugrenzen. Das deutsche Label *Arthrose* wurde von dem Internisten Friedrich von Müller (1858–1941) 1913 geprägt.

✂ Bis 1986 glaubte man, Arthrose sei eine Erkrankung unbekannter Ursache, die den Gelenkknorpel und darunterliegende Knochen befällt.

✂ 1989 wurde die Arthrose als degenerativer und deformierender Krankheitsprozess beschrieben, nicht als eigenständige Erkrankung. Komplexe krankhafte Veränderungen kommen durch die Kombination von degenerativem Knorpelschwund und nachfolgenden Knochenumbauprozessen zustande. Die Arthrose führt dann zu Gelenkschäden, Bewegungseinschränkung und Schmerzen.

✂ 1994 definierten Forscher Arthrose als Gruppe bestimmter sich überlappender Erkrankungen unterschiedlicher Ursache, die morphologisch, biologisch und klinisch ähnlich verlaufen. Der Krankheitsprozess

... ARTHROSE-TAGEBUCH

betrifft Gelenkknorpel, darunterliegenden Knochen,
Bänder, Gelenkkapseln, Gelenkflüssigkeit (Synovia)
und die am Gelenk beteiligte Muskulatur. Demzufol-
ge ist die Arthrose der Endzustand von mechanischen
und biologischen Ereignissen, die die Funktionen
sämtlicher beteiligter Gelenkstrukturen destabilisie-
ren.

Seit 2003 betrachtet man die Arthrose als eine Erkrankung, die durch viele Faktoren ausgelöst werden
kann, inklusive genetischer, metabolischer, entwick-
lungsbedingter und traumatischer Faktoren: »Arthrose ist durch morphologische, biochemische, mole-
kulare und biomechanische Veränderungen sowohl
der Zellen als auch der Matrix gekennzeichnet. Dies
führt zur Aufweichung, Fibrillation, Ulzeration und
zum Verlust von Gelenkknorpel. Zudem kommt es zur
Sklerosierung und zum Aufbrauch darunterliegenden
Knochens, zur Osteophyten- und Zystenbildung.
Typische Arthrosebeschwerden sind Gelenkschmerz,
-empfindlichkeit, Bewegungseinschränkung, Gelenk-
reiben, gelegentlich ein Erguss sowie Entzündungen
unterschiedlichen Schweregrads ohne systemische
Effekte« (Flores/Hochberg 2003).

Gelenke: Form folgt Funktion

Das knöcherne Skelett des Erwachsenen besteht aus 206 bis 214 Knochen sowie Knorpeln und Bindegewebe. Säuglinge haben noch mehr als 300 Knochen, von denen einige im Lauf der Zeit zusammenwachsen. Viele Knochen sind durch Gelenke miteinander verbunden – mehr oder weniger fest, starr oder beweglich.

Dem Skelett verdanken wir die relativ stabile aufrechte Haltung entgegen der irdischen Schwerkraft. Knochen allein bewirken keine aufrechte Haltung, geschweige denn eine Bewegung. Haltung und Bewegung werden erst durch Gelenke plus Muskelkraft möglich.

Es gibt Gelenkknochen und Bänder, die sie zusammenhalten. Werden diese Bänder durchtrennt, fällt alles auseinander. Die Knochen bewegen sich nur dann, wenn über die Muskulatur Kraft auf sie einwirkt. Allerdings wirkt ein Muskel nicht unmittelbar auf den Knochen ein, sondern überträgt die Kraft auf Sehnen, die die Muskeln und Knochen verbinden.

Jede Bewegung des Knies mit zugehörigen Knochen ist stets das Ergebnis des Zusammenspiels von Muskeln, Faszien, Sehnen und Knochen, die im Gelenk beugen, drehen oder strecken können. Ohne bewegliche Verbindungen der einzelnen Knochen wäre der Mensch nur ein schlaffer Knochensack. Es gibt deshalb ein äußerst stabiles Stützskelett mit mehr als 360 Gelenkverbindungen.

Grundstoff: Bindegewebe

Bindegewebe gehört zu den grundlegenden Bausteinen von Gelenken. Es übernimmt unter anderem Stütz- und Versorgungsfunktionen. Das Bindegewebe selbst besteht aus Zellverbänden und der Bindegewebsmatrix. Knorpelzellen (Chondrozyten) gehören zu den Bindegewebszellen, die Zellverbände bilden können.

Die Bindegewebsmatrix besteht zu 20–30 Prozent aus Fasern (kollagen, elastisch, retikulär) und zu 65–70 Prozent aus eiweißhaltigen Molekülkomplexen (Proteoglykane, Glykoproteine). Die Matrixmoleküle vernetzen die Bindegewebsfasern und fungieren beispielsweise als Wasserspeicher – Knorpel besteht zu 80 Prozent aus Wasser. Unter Belastung kann Knorpel durch Wasserverlust ein Fünftel seiner Höhe verlieren. Man weiß heute auch, dass es Bindegewebs-Stammzellen gibt, die Knorpelzellen erzeugen können.

Bewegliche Teile: Gelenkknochen

Ein Gelenk verbindet mindestens zwei verschiedene Knochen. Je nach Funktion unterscheidet man Kugelgelenke (wie an der Hüfte), Eigelenke (wie an der Hand), Scharniergelenke (wie am Ellbogen), Zapfengelenke (wie am Unterarm), Sattelgelenke (wie an der Daumenwurzel) und flache Gelenke (wie an den Wirbeln). Drei Gelenktypen stehen zur Auswahl:

- Unbewegliche Gelenke (Synarthrosen), z. B. am knöchernen Schädel

- Gelenke mit stark eingeschränkter Beweglichkeit (Amphiarthrosen), z. B. Wirbelkörper
- Gelenke mit eindeutiger Beweglichkeit (Diarthrosen), z. B. die Gliedmaßengelenke

Am Gelenk beteiligte Knochen haben unter der Knorpel-schicht eine spezielle Knochenschicht, den sogenannten subchondralen Knochen. Es handelt sich um eine dünne Knochenplatte, die vergleichsweise gut verformbar ist. Subchondraler Knochen ist mit dem darunterliegenden Knochen und dem darüberliegenden Knorpel durch kollagene Fasern fest vernetzt. Bei Arthrose verfestigt sich der subchondrale Knochen zunehmend. Hyaliner Gelenkknorpel hat an der Unterseite noch eine verknö-chernde Knorpelschicht, die mit dem subchondralen Knochen fest verzahnt ist.

Gleitfläche: Gelenkknorpel

Gelenkknorpel ist hyaliner Knorpel (hyalin = durch-scheinend, glasig, klar). Die Knorpelschicht sitzt auf dem subchondralen Knochen und dieser wiederum auf dem Gelenkknochen. Gelenkknorpel kann mehrere Millimeter dick sein (z. B. am Knie: 5 mm). Knorpel wird nicht durch Nerven, Lymph- oder Blutgefäße versorgt, sondern durch das Zusammenwirken aller am Gelenk beteiligten Strukturen (Gelenkkapsel, Gelenkflüssigkeit, Bänder u. a.).

Unter dem Mikroskop erscheint die Knorpeloberfläche weißlich und mit winzigen Einsenkungen bedeckt, wie bei einem Golfball. Diese Einsenkungen markieren vermutlich die Standorte von Knorpelzellen (Chondrozyten). Knorpelzellen werden durch Diffusion via Gelenkflüssigkeit ernährt: durch Pumpbewegungen bei Gelenkaktivierung.

Statische Gelenkbelastung (zum Beispiel durch langes Stehen) sowie Gewichtsbelastung der Knie- und Hüftgelenke begünstigen Knorpelabbau durch mangelhafte Knorpelernährung. Dies erklärt auch den Erfolg eines vorbeugenden Trainings der physiologischen Gelenkbewegung, die die Knorpelernährung verbessert und vor Arthrose schützt.

WUNDERSTOFF GELENKKNORPEL

Aufgaben

- Stützgewebe
- Reibungslose Gelenkbewegung
- Sicherung des Gelenks bei Zug- und Druckeinwirkung
- Stoßdämpfung (Schockabsorption)
- Ausgleich von Druck- und Scherkräften (bei aufrechtem Gang)

Aufbau

- Knorpelzellen (Chondrozyten): Bildung von elastischen und kollagenen Fasern
- Knorpelmatrix: Mukopolysaccharide, Chondroitinsulfat, Hyaluronsäure u. a.
- Wasseranteil: Erwachsene 80 Prozent, im hohen Alter 40 Prozent

Gelenkknorpel besteht zu fast 80 Prozent aus Wasser sowie aus Knorpelzellen, Kollagen und Zucker/Eiweiß-stoffen (Proteoglykane). Bei Druckeinwirkung kann der Knorpel bis zu ein Fünftel seines Wassergehalts verlieren. Lässt der Druck nach, saugt sich der Knorpel wieder mit Wasser aus der Gelenkflüssigkeit voll. Hyaliner Knorpel hält Drücke bis zu 2000 kPA aus, was dem 10- bis 20-fachen Autoreifendruck entspricht. Die Elastizität des Gelenkknorpels lässt sich mit einem Wasserkissen vergleichen, das sich bei Druckeinwirkung die Formveränderung merken kann. Knorpel ist demnach hochgradig und optimal anpassungsfähig.

Stoffwechsel

- ✥ Knorpelernährung via Diffusion (keine Blut-/Lymphgefäße)
- ✥ Mechanische Druck-/Entlastungsbewegung führt zu Pumpbewegungen, die den Stoffaustausch in der Gelenkflüssigkeit ermöglichen.

Biomechanik

- ✥ Quellungsdruck: Gelenkflüssigkeit tendiert immer dazu, in Gelenkknorpel einzudringen.
- ✥ Gelenkbewegung produziert Gelenkflüssigkeit.
- ✥ Stoßdämpfung durch Druckverteilung

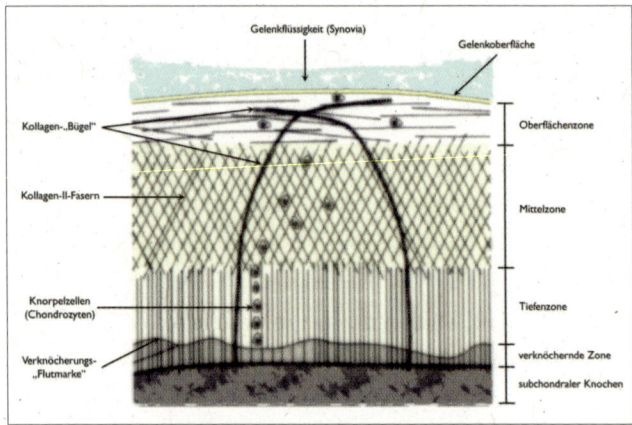

Knorpel gehört zu den komplex aufgebauten Bindegeweben. Kollagen, Knorpelzellen und Verknöcherungsprozesse sind eng miteinander verzahnt, damit es im Gelenk reibungslos läuft.

Gehäuse: Gelenkkapsel

Die meisten Gelenke sind in einer geschlossenen Membran aus straffem kollagenem Bindegewebe untergebracht (Synovialmembran). An der Innenseite dieser Membran sitzen gelenkflüssigkeitproduzierende Zellen (Synoviozyten). Die Gelenkkapsel ist sehr gut mit Nerven und Blutgefäßen versorgt. Sie ist auch mit elastischen Kollagenfasern ausgestattet, die bei Stoßeinwirkung die Ausdehnung der Gelenkflüssigkeit federnd abfangen. Zahlreiche Bänder verbinden die Gelenkkapsel mit zugehörigen Knochen und Muskeln. Die Gelenkkapselmembran – bzw. die dort produzierte Gelenkflüssigkeit – übernimmt die Ernährung der Knorpelzellen.

Schmiermittel: Gelenkflüssigkeit

Gelenkflüssigkeit (Synovia) stellt die Ernährung des Gelenkknorpels sicher und fungiert als »Schmiermittel« für reibungslose Gleitfähigkeit der am Gelenk beteiligten Knochen. Gelenkflüssigkeit schmiert sowohl Knorpel gegen Knorpel als auch Knorpel gegen Gelenkflüssigkeit. Veränderungen der Zusammensetzung der Gelenkflüssigkeit können die Gleitfähigkeit der Gelenkknochen beeinträchtigen und Schäden am Knorpel verursachen. In Gelenken finden sich nur sehr geringe Mengen Flüssigkeit: 0,13 bis 3,5 Milliliter, im Durchschnitt 1,1 Milliliter. Gelenkflüssigkeit ist ähnlich zusammengesetzt wie Blutplasma, enthält aber mehr Hyaluronsäure (2–4 mg/dl). Der Anteil an Hyaluronsäure bestimmt, wie zähflüssig Gelenkflüssigkeit ist. Hyaluronsäure ist das Schmiermittel schlechthin für Gelenkoberflächen. Sie kann wegen der beachtlichen Molekülgröße die Gelenkkapsel nicht verlassen.

Das perfekte Bewegungsmuster von Gelenken ist so ausgelegt, dass sich die Gelenkflächen niemals berühren können. Bei Druckeinwirkung »schwitzt« der Gelenkknorpel Flüssigkeit aus, und bei Druckentlastung wird Flüssigkeit wieder zurück in den Knorpel hineingezogen. Dieses Wechselspiel von Druck und Entlastung in der mit Flüssigkeit gefüllten Kapsel sorgt für reibungslose Beweglichkeit und die Ernährung der Knorpelschicht. Im schmalen Gelenkspalt befindet sich immer Gelenkflüssigkeit.

Teamarbeit: Bänder und Muskeln

Gelenke sind hochkomplexe raffinierte biomechanische Konstruktionen, die uns zu erstaunlichen Körperbewegungen befähigen. Bänder und Kapseln formen die Führungs- und Begrenzungsstrukturen für die jeweils nötige Gelenkbeweglichkeit. In manchen Gelenken sind zusätzlich scheibenförmige Faserknorpel vorhanden, z. B. Menisken im Kniegelenk. Muskeln sind der stärkste Belastungsfaktor für Gelenke. Normalerweise sind die auf ein Gelenk einwirkenden Kräfte und Gegenkräfte der beteiligten Muskeln ausbalanciert. Nerven verbinden die Gelenkkapsel, Bänder und Muskeln mit dem zentralen Nervensystem und sorgen dafür, dass alle Komponenten optimal auf die Anforderungen abgestimmt funktionieren.

Biomechanik: Die wichtigsten Gelenke

Gelenke sind Wunderwerke der biologischen Evolution. Jedes Gelenk ist anders konstruiert und ermöglicht bestimmte Bewegungsabläufe. Gelenke sind lebenslang in Bewegung und damit auch gewissen Verschleißerscheinungen unterworfen. In der Regel kann der Körper solche Knorpelveränderungen problemlos bewältigen, und wir bemerken es nicht einmal. Unterschätzen Sie nicht die biologischen Anpassungsmechanismen und Ihre körpereigenen »Selbstheilungskräfte«! Viel Bewegung und ein gesunder Lebensstil helfen dabei, sich vor schmerzhafter Arthrose zu schützen.

Hüftgelenk

Das Hüftgelenk ist das zweitgrößte Gelenk des Körpers. Der Oberschenkelknochen und das Becken sind die knöchernen Bestandteile. Der Hüftkopf des Oberschenkelknochens ist kugelförmig und befindet sich größtenteils in der passenden Gelenkpfanne des Beckens. Zahlreiche Bänder und Muskeln stabilisieren die Gelenkfunktionen: beugen, strecken, abspreizen, heranführen, auswärts und einwärts drehen. Das Hüftgelenk trägt tagaus, tagein das gesamte Gewicht des Oberkörpers. Ultima ratio: Bei weit fortgeschrittener Arthrose kann ein künstliches Hüftgelenk eingesetzt werden.

Kniegelenk

Das Kniegelenk ist ein Scharniergelenk und das größte Gelenk des Körpers – ein wahres Wunderwerk der Beweglichkeit. Dieses Gelenk muss das meiste Gewicht tragen – jedes Kilo mehr belastet das Kniegelenk. Ein Grund mehr über Gewichtsabnahme nachzudenken. Die beweglichen Knochen des Gelenks sind der Oberschenkelknochen, das Schienbein und die Kniescheibe. Es handelt sich um ein zusammengesetztes Gelenk: Kniescheibengelenk plus Kniekehlgelenk. Beim in Ruhe stehenden Menschen lastet ein Gewicht von etwa 70 Kilogramm auf dem Knie. Bei Bewegung, z. B. Hochsprung, kann die Kniebelastung kurzfristig siebenfach höher sein. Ultima ratio: Bei weit fortgeschrittener Arthrose kann ein künstliches Kniegelenk eingesetzt werden.

Hand- und Fingergelenke

Das Handgelenk ist aus zahlreichen Teilgelenken zusammengesetzt, die bei verschiedenen Bewegungen kooperativ arbeiten: beugen, strecken, abspreizen. Fingergelenke sind die Gelenke zwischen den einzelnen Fingergliedern. Von besonderer Bedeutung ist das Daumengrundgelenk (ein Sattelgelenk), das häufiger von Arthrose betroffen ist (Rhizarthrose). Der Daumen ist ohne Zweifel ein Bewegungswunder, was die Entwicklung erstaunlicher menschlicher Fähigkeiten ermöglicht: vom Smartphone-Surfer bis zum Geigenvirtuosen. Auch Fingermittelgelenke fallen häufig der Arthrose zum Opfer. Hier helfen in der Regel Bewegungsübungen sehr gut dabei, Beschwerden über eine lange Zeit erfolgreich zu bekämpfen.

Ellbogengelenk

Das Ellbogengelenk ist ein Scharniergelenk, das die Beugung und Streckung des Arms sowie die Drehbewegungen der Hand ermöglicht. Es besteht aus drei Teilgelenken, die sich in einer gemeinsamen Gelenkkapsel befinden. Oberarmknochen, Elle und Speiche sind die beteiligten Knochen. Mechanische Belastungen werden zusätzlich von einem Schleimbeutel abgefedert. Monotone und falsche Belastungen können beispielsweise den sogenannten »Tennis-« oder »Golfer-Ellbogen«, Entzündungen (Arthritis) oder Knorpelschäden (Arthrose) verursachen.

Schultergelenk

Das Schultergelenk ist das beweglichste Kugelgelenk des Körpers. Der kugelförmige Oberarmkopf wird durch dicke Muskelpakete in der Gelenkpfanne des Schulterblatts gehalten. Darüber hinaus gibt es drei Schleimbeutel, die den enormen Bewegungsradius im Gelenk absichern. Von allen Gelenken kugelt das Schultergelenk am leichtesten aus und muss dann wieder eingerenkt werden. Ultima ratio: Bei weit fortgeschrittener Arthrose kann ein künstliches Schultergelenk eingesetzt werden.

Sprunggelenk

Das Sprunggelenk verbindet den Unterschenkel mit dem Fuß. Es gibt ein oberes (Scharniergelenk) und unteres Sprunggelenk, die zusammen als Zylindergelenk funktionieren. Das Sprunggelenk muss hohe Belastungen aushalten. Das Körpergewicht lastet letztendlich auf den Füßen. Dieses Gelenk ist häufig von Sportverletzungen betroffen, die Ausgangspunkt einer Arthrose sein können.

Großzehen(grund)gelenk

Das Zehengrundgelenk ist ein Scharniergelenk. Dieses Gelenk ist bevorzugt von Arthritis bei Gicht betroffen, wenn im Gelenkbereich Harnsäurekristalle auftauchen. Die bekannteste Fehlstellung der Großzehe ist der »Ballenzeh« (Hallux valgus), der sich durch schwaches Bindegewebe, schlecht passende Schuhe, Übergewicht oder langes Stehen entwickeln kann.

Wirbelsäulengelenke

Die Wirbelsäule setzt sich aus 32 minimal beweglichen Wirbelkörpern zusammen. Zwischen den Wirbelkörpern befinden sich die Zwischenwirbelscheiben (»Bandscheiben«), die Gewichtsbelastungen und Stauchungen auffangen (Stoßdämpfung). An den Wirbelkörpern befinden sich nach hinten gerichtete Wirbelbögen, die untereinander Wirbelbogengelenke bilden.

Verfestigen sich die Knorpelkomponenten und Zwischenwirbelscheiben, wird die Wirbelsäule zunehmend unelastischer – im höheren Lebensalter nicht ungewöhnlich. Wirbelbogengelenke können bei einem Schleudertrauma mitbetroffen sein.

✲ Knorpelschwund und Verknöcherung an den Wirbelbogengelenken werden als Spondylarthrose bezeichnet.

✲ Beschwerden durch chronisch gereizte, schmerzhafte Wirbelbogengelenke nennt man Facettensyndrom.

Was ist Arthrose?

Arthrose ist eine degenerative Gelenkerkrankung. Arthrose führt zum stetig zunehmenden Verlust von Gelenkknorpel – Knorpelschwund. Am Ende steht der Totalverlust des Gelenkknorpels und seiner reibungsmindernden, stoßdämpfenden Eigenschaften. Im Gelenk

INFO

ARTHROSEFAKTOREN

Systemische Faktoren
- Alter
- Geschlecht
- Gene
- Ernährung
- Knochendichte
- Stoffwechselfaktoren
- Hormonwirkungen
- Infektionen
- Entzündung

Mechanische Faktoren
- Übergewicht
- Überlastung des Bewegungsapparats
- Bindegewebsschwäche
- Gelenkinstabilität
- Angeborene und/oder erworbene Gelenkmissbildungen
- Körperliche Bewegung
- Bewegungsmangel
- Monotone Bewegungen
- Muskelschwäche

Stoffwechselerkrankungen
- Diabetes Typ 2
- Nebenschilddrüsen-Funktionsstörungen
- Schilddrüsenüber-/unterfunktion
- Hohe Stresshormonwerte

trifft dann Knochen auf Knochen. Die Entstehung und die Krankheitsprozesse der Arthrose sind äußerst komplex und von vielen Faktoren abhängig. Frage beantwortet?

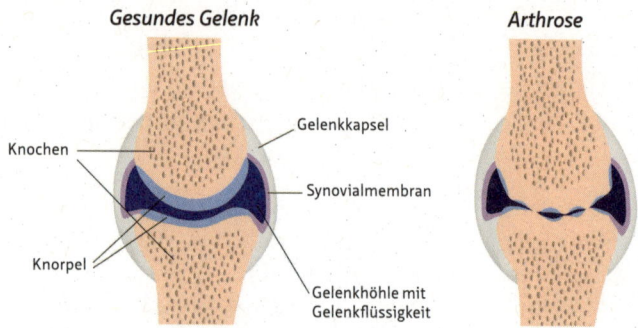

Gesundes Gelenk *Arthrose*

Knochen

Gelenkkapsel

Synovialmembran

Knorpel

Gelenkhöhle mit Gelenkflüssigkeit

Welche ursächlichen Faktoren sind bekannt?

Lange glaubte man, Arthrose sei eine reine »Alterserscheinung«. Dies trifft nicht zu, wie viele Studien gezeigt haben. Am Beginn und Fortschreiten des gelenkzerstörenden Prozesses sind viele Faktoren beteiligt. Kein Faktor ist allein wirksam. Am häufigsten wird Arthrose dennoch mit dem Faktor höheres Lebensalter assoziiert, oder die Ursache ist unbekannt.

✿ Arthrose ist fast in jedem Lebensalter nachweisbar, bei jungen Erwachsenen ebenso wie bei Senioren. Arthrose soll im Alter vor allem durch biochemische Veränderungen des Gelenkknorpels und verminderte mechanische Stressresistenz verursacht werden.

✿ Das Geschlecht soll ein spezifischer Risikofaktor für Arthrose sein. Frauen sind häufiger betroffen. Allerdings ist der Einfluss von Östrogenen als möglicher Auslöser von Arthrose unklar. Klar ist, dass niedrige Östrogenspiegel nach den Wechseljahren das Arthroserisiko ansteigen lassen.

✧ Übergewicht/Fettleibigkeit gilt als einer der wichtigsten Faktoren. Dies betrifft Frauen häufiger als Männer – und insbesondere das Kniegelenk. Dennoch ist der Zusammenhang zwischen Gewichtsbelastung und Arthrose nicht hinreichend geklärt.

✧ Hohe Knochendichte ist offenbar ebenfalls ein Risikofaktor für Arthrose. Andererseits scheint eine hohe Knochendichte aber den Verlauf der Arthrose wiederum günstig zu beeinflussen. Der Zusammenhang zwischen Knochendichte und Arthrose ist noch nicht ausreichend untersucht.

✧ Gute Nährstoffversorgung wirkt vermutlich günstig in Bezug auf Arthrose, beispielsweise mit Vitamin B, C, D und E. Nährstoffmangel ist als Risikofaktor einzustufen.

✧ Muskelschwäche ist ein umstrittener Risikofaktor der Arthrose. Studien beobachteten sowohl schützende als auch schädliche Auswirkungen von Muskelaktivität.

✧ Gelenkverletzungen/-missbildungen können mechanische Fehlbelastungen im Gelenk verursachen und Arthrose begünstigen.

✧ Molekularbiologisch tragen Schadwirkungen auf Knorpelzellen (Chondrozyten) zur Arthrose bei, wenn Entzündungsmediatoren (z. B. Enzyme) aktiviert werden.

An Arthrose sind sowohl bestimmte Gene als auch epigenetische Einflüsse beteiligt. Es gibt erbliche Komponenten für Arthrose. Insbesondere hat man herausgefunden, dass DNA-Methylierungen (Erbgut-Modifikationen) eine wichtige Rolle für Knorpelentzündungen spielen. Ein Defizit begünstigt Knorpelschwund – z. B. bei B-Vitaminmangel.

Wie verändert sich das Gelenk bei Arthrose?

Arthrose entsteht durch verminderte Leistungsfähigkeit des Gelenkknorpels oder durch erhöhte mechanische Belastung. Anfangs findet man eine Knorpelerweichung und Einrisse auf der Knorpeloberfläche (Fibrillationen). Die Gelenkknorpeloberfläche wird dünner und durchlässiger. Die Kollagenvernetzung lockert auf. Die Knorpelzellen verändern ihren Stoffwechsel und produzieren vermehrt Stoffe (Kollagen, Proteoglykane), die zu Fehlreparaturen führen. Die Entzündungsneigung nimmt zu. Es kommt zu fibrös-knöchernen Auswüchsen (Osteophyten). Die Knorpelrundung geht verloren. Knorpel zerfällt, und Knorpelstückchen lösen sich ab. Knorpelreste (»Geröll«) »schwimmen« in der Gelenkflüssigkeit und sammeln sich schließlich in kleinen Hohlräumen (Geröllzysten). Die am Ende knorpelfreien Gelenkoberflächen glätten sich und bekommen elfenbeinartige Härte (Eburnisation). Dennoch ist selbst im Stadium der »Knochenglatze« noch eine beschwerdefreie Beweglichkeit möglich!

ARTHROSESTADIEN: DEGENERATIVER KNORPELSCHWUND

STADIUM	FORM/STRUKTUR-VERÄNDERUNGEN	IM RÖNTGENBILD
I	✿ Schwammige Knorpelkonsistenz ✿ Samtartige Knorpelaufweichung ✿ Knorpelausdünnung	✿ Verschmä-lerung des Gelenkspalts
II	✿ Sternförmige lineare Knorpel-einrisse ✿ Knorpelauffaserung/-abschuppung ✿ Knorpel-/Knochentrümmer (Geröll)	✿ Verknöche-rung von sub-chondralem Knochen
III	✿ Knorpelfragmentierung/-defekte ✿ Stark verringerte Knorpeldicke ✿ Knöcherne Randwülste (Osteophyten)	✿ Osteophyten-wucherung in Rand-bereichen des Gelenks
IV	✿ Kompletter Knorpelverlust auf Gelenkflächen (»Knochenglatze«)	✿ Bildung von Geröllzysten

Unter dem Mikroskop sieht man sowohl Verletzungen als auch Reparaturen am Knochen und Knorpel. Es entstehen Knorpelzellen-Inseln in der Matrix. Ist der Knorpel komplett verschwunden, zeigt der nun freigelegte subchondrale Knochen eine Neigung zur abnormen Verknöcherung. Die wichtigsten Merkmale der Arthrose im Röntgenbild sind die Verschmälerung des Gelenkspalts, subchondrale Verknöcherung, Osteophytenwucherung (degenerative Knochenbildung) in Randbereichen des Gelenks sowie Geröllzysten.

Wie verläuft eine Arthrose?

Arthrose kann jahrelang beschwerdefrei bzw. unbemerkt verlaufen. Möglicherweise treten gelegentlich flüchtige, lokal begrenzte Gelenkschmerzen auf. Bewegungsein- schränkungen sind möglich. Sind im Röntgenbild arthro- tische Gelenkveränderungen zu sehen, heißt das nicht, dass der Betroffene an Beschwerden leiden muss. Auch weit fortgeschrittene, röntgenologisch nachgewiesene Arthrosen können schmerzfrei bleiben!

Geht der Krankheitsprozess weiter, steigt die Wahr- scheinlichkeit, dass Symptome auftreten: Anlauf- und belastungsabhängiger Schmerz, Gelenkschwellung, Erguss, Bewegungseinschränkung, Belastungsschwä- che, Wetterfühligkeit. Im fortgeschrittenen Stadium der Arthrose kann es zu permanenten Funktionseinbußen im Gelenk und Dauerschmerz kommen. Schonverhalten begünstigt die Entwicklung von Muskelschwäche. Im Endstadium kann das Gelenk komplett versteifen.

Wer ist von Arthrose betroffen?

Arthrose gilt als häufigste chronische Gelenkerkrankung. In Industriestaaten wird dies vor allem auf die anstei- gende Lebenserwartung und die Zunahme des Anteils von Übergewichtigen bezogen.

✾ Jeder dritte Erwachsene im Alter von 45–64 Jahren (WHO 2003) sowie 60 Prozent der Männer und 70 Prozent der Frauen über 65 Jahre (WHO 2005) sollen von Arthrose betroffen sein.

✧ Nur 10–20 Prozent derjenigen mit röntgenologisch nachgewiesener Arthrose leiden an Gelenkbeschwerden!

✧ In den USA stieg die Anzahl der Menschen mit arthrotischen Veränderungen innerhalb von zehn Jahren um sechs Millionen an (WHO 2008) – Tendenz: weiter steigend.

✧ Das Lebenszeitrisiko, an einer Kniearthrose mit Beschwerden zu erkranken, beträgt für Männer 40 Prozent und für Frauen 47 Prozent (WHO 2008) – also fast jede/r Zweite.

Am häufigsten sind das Hüftgelenk, das Kniegelenk, das Schultergelenk, das Ellbogengelenk und Hand-/Daumengrundgelenke betroffen. Hunderttausende werden in Deutschland jährlich mit künstlichen Gelenken (Endoprothesen) versorgt. Spitzenreiter sind Hüft- und Kniegelenksprothesen.

Ist Arthrose eine »Alterserscheinung«?

Nicht unbedingt! In der breiten Öffentlichkeit und bei vielen Ärzten hält sich hartnäckig das Gerücht, dass Arthrose im höheren Lebensalter unvermeidlich sei, und dass man wenig dagegen tun könnte. Beides ist falsch. Frühere Studien zeigten, dass etwa 90 Prozent der über 70-Jährigen Arthrose haben – aber höchstens die Hälfte davon berichtet über diesbezügliche Beschwerden! Neuere Studien belegen, dass nur etwa jeder zehnte ältere Mensch an Arthrosebeschwerden leidet. Arthrose ist demnach keineswegs eine »normale Alterserscheinung«. Zudem gibt es im mittleren Lebensalter zahlreiche Möglichkeiten, um Arthrose im späteren Leben vorzubeugen – je älter man wird, desto höher das Risiko.

Wie erkennt man eine Arthrose?

Arthrose oder Arthritis? Beide Erkrankungen verursachen Gelenkbeschwerden. In beiden Fällen können Gelenkschmerzen auftreten. Das beste Unterscheidungsmerkmal ist die Art der Schmerzen. Hier die wichtigsten Unterschiede:

- Bei Arthrose stehen der sogenannte »Anlaufschmerz« (setzt bei Bewegung ein) und belastungsabhängige Schmerzen im Vordergrund. Bei Arthritis schmerzt das Gelenk mehr oder weniger permanent.
- Gelenkschwellung kommt bei Arthrose seltener, bei Arthritis häufiger vor.
- Gelenksteifigkeit hält bei Arthrose nur kurz, bei Arthritis länger an.
- Weitere Symptome können bei Arthritis hinzukommen: Fiebrigkeit, Krankheitsgefühl, Erschöpfung, Entzündungszeichen. Solche Beschwerden fehlen bei Arthrose meistens.

Es gibt zahlreiche Erkrankungen, die mit Gelenkschmerzen verbunden sind. Dazu zählen Autoimmunerkrankungen (z. B. rheumatoide Arthritis, Schuppenflechte), die Stoffwechselerkrankung Gicht (zu viel Harnsäure im Blut), Kompressionssyndrome der Wirbelsäule, Osteoporose

oder die Schmerzkrankheit Fibromyalgie. Alle genannten
Erkrankungen sind vom Arzt relativ leicht zu erkennen.
Für Arthrose und die meisten Erkrankungen mit Gelenk-
problemen gilt: Bewegung und die optimale Nähr-
stoffversorgung sind sowohl vorbeugend als auch zur
Behandlung sehr gut wirksam.

SCHMERZDIAGNOSE: ARTHRITIS ODER ARTHROSE?

ARTHROSE	ARTHRITIS/RHEUMA
Schmerzen verstärken sich bei Bewegung oder unter Belastung.	Schmerzen vor allem in Ruhephasen, können sich unter Belastung auch verstärken.
Nach Ruhephasen kommt es bei Bewegungen kurzfristig zum Anlaufschmerz.	Bewegung lindert Schmerzen.
Anlaufschmerz, kann unter Belastung abhängig vom Schweregrad der Arthrose zunehmen.	Anhaltende Schmerzen
Tagsüber nehmen die Schmerzen zu, abends verstärken sie sich.	Schmerzen vor allem morgens oder nachts
Keine oder gering ausgeprägte Gelenkschwellung	Stark ausgeprägte, schmerzhafte Gelenkschwellung
Gelenksteifigkeit hält kürzer als 15 Minuten an.	Gelenksteifigkeit hält länger als 15–30 Minuten an.
Keine Allgemeinbeschwerden	Fiebrigkeit, Müdigkeit, Erschöpfung

ARTHROSERISIKO-CHECK

Das Risiko, im Laufe des Lebens an einer Gelenkarthrose zu erkranken, ist von vielen Faktoren abhängig.
Mit dieser Checkliste können Sie Ihr individuelles Risikoprofil ermitteln (nach Prof. Dr. med. Jürgen Fischer und www.rheuma-liga.de/arthrose).
Zählen Sie für Ihre persönliche Auswertung alle Punkte zusammen, und ermitteln Sie Ihre Risikogruppe: Addieren Sie die Ziffern aller mit Ja beantworteten Fragen. Daraus ergibt sich die Einordnung in eine Risikogruppe (I–IV).

	Nein	Ja	Punkte
Spüren Sie beim Treppengehen Schmerzen in den Knien?	0	2	
Haben Sie Schmerzen im Fuß, wenn Sie eine Weile barfuß gegangen sind oder Schuhe mit harten Ledersohlen getragen haben?	0	1	
Sind Ihre Finger morgens gelenksteif?	0	2	
Bereitet Ihnen das Umdrehen des Kopfes im Auto Schmerzen, oder ist die Beweglichkeit des Kopfes eingeschränkt?	0	2	
Leiden Sie seit Ihrer Kindheit an einer Sehstörung in Form von Schielen?	0	1	
Leiden Sie an Übergewicht?	0	1	
Arbeiten Sie in Ihrem Beruf überwiegend in gebückter Haltung?	0	1	
Haben Sie im Kindesalter länger als drei Jahre Ballettunterricht bekommen?	0	1	

Arthroserisiko-Check-Punkteübertrag

	Nein	Ja	Punkte
Mussten Sie als Kleinkind eine Spreizhose tragen?	0	1	
Haben Sie nach längerer gebückter Tätigkeit tief sitzende Kreuzschmerzen?	0	1	
Neigen Sie verstärkt zu Blutungen?	0	1	
Leiden Sie unter Lähmungen der Arme oder Beine?	0	2	
Leiden Sie unter einseitiger Schwerhörigkeit?	0	1	
Sind Sie weiblich und in den Wechseljahren (Menopause)?	0	1	
Leiden Sie an Schuppenflechte?	0	1	
Haben Sie chronische Empfindungsstörungen (z. B. Kribbeln) an den Händen oder Füßen (Polyneuropathie)?	0	1	
Ist Ihr Harnsäurespiegel erhöht, leiden Sie an Gicht?	0	2	
Haben Sie im Jugendalter länger als fünf Jahre Leistungssport betrieben?	0	1	
Haben Sie im Laufe Ihres Lebens einen Knochenbruch mit Gelenkbeteiligung erlitten?	0	3	
Haben Sie O- oder X-Beine?	0	2	

Arthroserisiko-Check-Punkteübertrag

	Nein	Ja	Punkte
Müssen Sie beruflich/privat chronische Vibrationen aushalten (z. B. Pressluft-hammer)?	0	1	
Haben Sie ausgeprägte Knick-, Spreiz- oder Plattfüße?	0	1	
Wurde eine Wirbelsäulenoperation durchgeführt?	0	2	
Arbeiten Sie seit mindestens zehn Jahren ständig in Nässe, Zugluft oder Kälte?	0	1	
Wurde bei Ihnen eine Meniskusteil-/vollentfernung durchgeführt?	0	3	
Rauchen Sie mehr als zehn Zigaretten pro Tag?	0	1	
Wurde bei Ihnen jemals eine Gelenk-ruhigstellung über längere Zeit (z. B. sechs Wochen Gips) durchgeführt?	0	1	
Haben Sie im Laufe Ihres Lebens länger als ein Jahr Kortison eingenommen?	0	1	
Haben Sie irgendwann länger als fünf Jahre eine der folgenden Sportarten aus-geübt: Hallenhandball, Fußball, Squash, Gewichtheben, Boxen oder Judo?	0	1	
Haben Sie wiederholt geschwollene Gelenke?	0	2	

Arthroserisiko-Check-Punkteübertrag

	Nein	Ja	Punkte
Sind Sie älter als 50 Jahre?	0	1	
Hatten Sie als Jugendlicher phasenweise Kniebeschwerden?	0	1	
Haben Sie eine nicht ausgeglichene Beinlängendifferenz von mehr als einem Zentimeter?	0	1	
Ist eines Ihrer Elternteile an chronischem Rheuma erkrankt?	0	1	
Sind Sie beruflich täglich länger als vier Stunden mit einem Lkw unterwegs?	0	1	
Hat man bei Ihnen jemals eine »Gelenkmaus« diagnostiziert (z. B. ein freier Gelenkkörper, bestehend aus Knorpel)?	0	2	
Leiden Sie an einer Fettstoffwechselstörung?	0	1	
Haben Sie im Laufe Ihres Lebens eine Bänderverletzung mit Gelenkinstabilität erlitten?	0	2	
Sind Sie jemals an einer eitrigen Gelenkerkrankung erkrankt?	0	3	
Wurde bei Ihnen öfter als dreimal Kortison in ein Gelenk injiziert?	0	2	
Leidet eines Ihrer Elternteile an einer Verformung oder Steifigkeit der Fingergelenke?	0	2	

Arthroserisiko-Check-Punkteübertrag

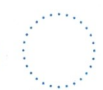

	Nein	Ja	Punkte
Leiden Sie unter Krampfaderbeschwerden?	0	1	
Haben Sie eine Wirbelsäulenver-krümmung (Skoliose)?	0	1	
Haben Sie im Laufe Ihres Lebens einen Bandscheibenvorfall erlitten?	0	1	
Müssen Sie überwiegend kniend arbeiten (z. B. als Fliesenleger täglich länger als drei Stunden)?	0	1	
Wurde einem Ihrer Elternteile ein künstliches Gelenk eingesetzt?	0	2	
Ist bei Ihnen eine Bindegewebsschwäche bekannt?	0	1	
Leiden Sie seit mehr als zehn Jahren an Diabetes?	0	1	
Haben Sie eine Abspreizhemmung der Beine?	0	1	

Gesamtpunktzahl

Risikogruppe I – 1–3 Punkte

Ihr Risiko, an einer Arthrose zu erkranken, ist gering. Achten Sie auf einen Lebensstil, der Arthrosebeschwerden vorbeugt.

Risikogruppe II – 4–6 Punkte

Die Wahrscheinlichkeit, dass Sie im Laufe Ihres Lebens an einer Arthrose erkranken, ist leicht erhöht. Achten Sie im Alltag bewusst auf gelenkschonende Bewegungen. Vermeiden Sie monotone, sich wiederholende Bewegungsmuster und mögliche Faktoren für Gelenkstress.

Risikogruppe III – 7–9 Punkte

Ihr Risiko, an einer Arthrose zu erkranken, ist deutlich erhöht. Sie müssen damit rechnen, dass arthrosebedingte Behinderungen auf Sie zukommen, wie Bewegungseinschränkung und Belastungsminderung. Bei frühen Anzeichen einer Arthrose ist ein Arztbesuch empfehlenswert. Beugen Sie mit einem passenden Bewegungstraining Beschwerden vor. Achten Sie auf einen gesunden Lebensstil.

Risikogruppe IV – mehr als 9 Punkte

Sie zählen zu den Hochrisikopatienten! Sehr wahrscheinlich erkranken Sie irgendwann an einer Gelenkarthrose. Ein Arthrose-Check-up, bei dem Ihr aktueller Gelenkstatus bestimmt wird und den Sie von Ihrem Orthopäden oder Hausarzt vornehmen lassen können, ist empfehlenswert. Betroffene Gelenke können dann frühzeitig behandelt werden. Achten Sie unbedingt auf gelenkfreundliche Bewegungen, und vermeiden Sie Gelenkstress.

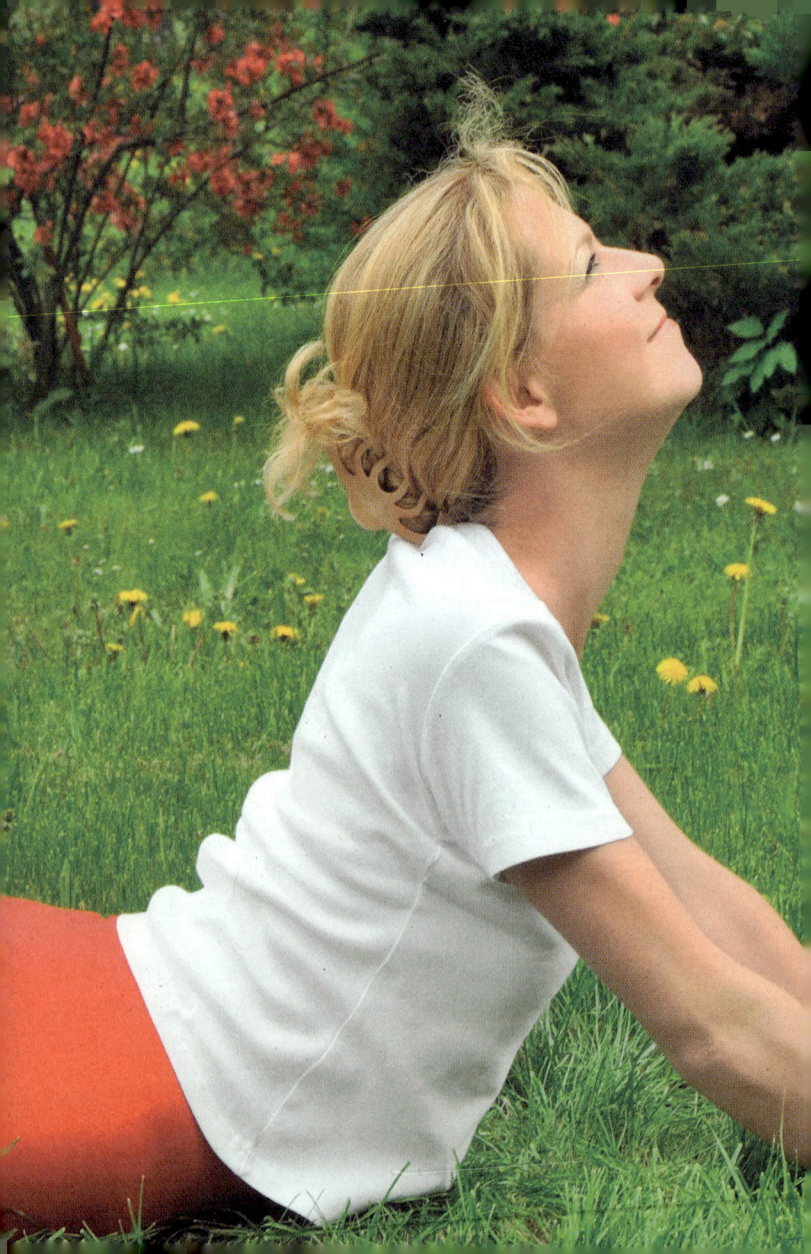

Do it yourself – Arthrose vorbeugen und behandeln

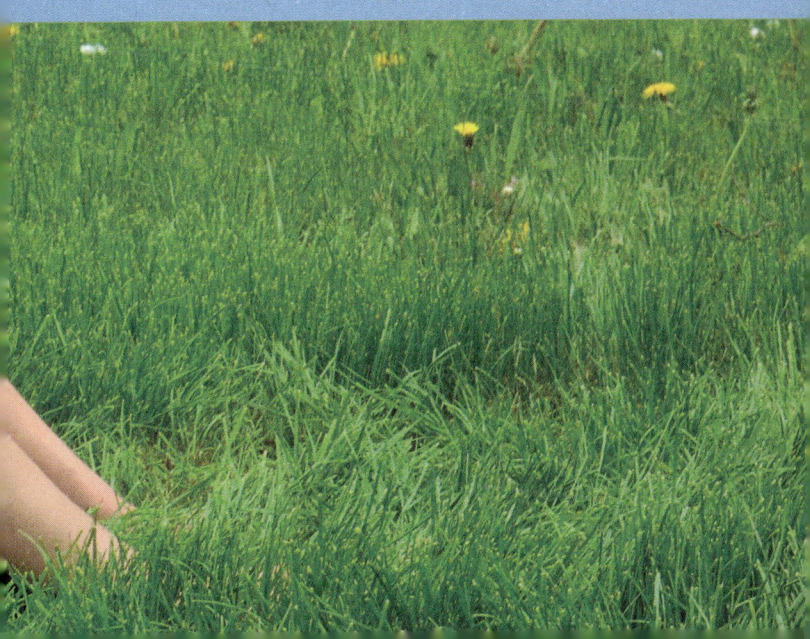

Knorpelstress vorbeugen

»Stress ist die Seuche des 21. Jahrhunderts« – ein aktuelles Statement der WHO. Da weder bekannt ist, wie Arthrose genau entsteht, noch eine Heilung derselben möglich ist, ist Vorbeugung das Mittel der Wahl. Gelenke sind lebenslang in Betrieb und auf nachhaltige Funktionalität ausgelegt. Dennoch sind Verschleißerscheinungen von Gelenkknorpel unvermeidlich. Wer sich beizeiten um die Gesundheit von Knochen und Gelenken kümmert, hat gute Chancen, von Arthrosebeschwerden verschont zu bleiben. Die aktuelle Anti-Arthrose-Strategie: Bewegung plus gesunde Ernährung plus Supplementierung.

Die gute Nachricht: Um Knorpelstress vorzubeugen, steht Ihnen eine große Auswahl an wirksamen Mitteln zur Verfügung. Als beste Option gelten heute Bewegungsübungen, die Arthrosebeschwerden lindern. Unterschätzen Sie zudem nicht die Gesundheitswirkungen von gezieltem Stressabbau durch Konzentrations- und Entspannungsübungen. Eine wichtige Rolle für den Gelenkschutz und die Knorpelregeneration spielen auch Ernährungsfaktoren, Vitamine und Mineralstoffe, Functional Food sowie die Knorpelbaustoff-Nahrungsergänzung.

Beste Option: Bewegung

Bewegungstraining unterstützt Sie dabei, Ihr Arthroserisiko zu verringern. Es hilft bei der Vorbeugung von Übergewicht, von Gelenkinstabilität und Muskelschwäche, mildert Gelenksteifigkeit ab, verbessert die Beweglichkeit und mindert die Sturzgefahr.

Übergewicht, Verletzungen, Gelenkinstabilität und Muskelschwäche sind beeinflussbare Risikofaktoren der Arthrose. Übergewicht ist zudem ein Risikofaktor für Herz-Kreislauf-Erkrankungen und Stoffwechselstörungen. Hauptrisikofaktoren für Übergewicht: Veranlagung, Bewegungsmangel und ungesunde Ernährung. Es lohnt sich also, immer in Bewegung zu bleiben.

Erwachsene erreichen im zweiten und dritten Lebensjahrzehnt die größtmögliche Muskelkraft. Ab dem 50. Lebensjahr nimmt die Muskelkraft um 12–15 Prozent pro Lebensjahrzehnt ab. Nach dem 65. Lebensjahr beschleunigt sich der Kraftverlust noch.

- Bewegungsmangel schwächt die Muskelkraft und begünstigt Übergewicht. Darüber hinaus ist Gewichtszunahme bei älteren Menschen mit einem erhöhten Risiko für Gelenkschmerzen assoziiert. Schätzungen zufolge erhöht sich das Arthroserisiko pro fünf Kilogramm Gewichtszunahme um 36 Prozent!

- Übergewicht belastet die Gelenke, kann zu Gelenkentzündung und Knorpelschäden führen. Übergewicht plus Bewegungsmangel, verbunden mit Verlusten sowohl der Muskelmasse als auch der Muskelkraft, gefährden die Gelenkstabilität, fördern degenerative Gelenkveränderungen und erhöhen das Arthroserisiko. Am häufigsten sind die Knie- und Hüftgelenke betroffen.

Hochleistungssport (auch in der Freizeit) zählt gleichfalls zu den Risikofaktoren für Arthrose. Dies betrifft besonders Fußballer, Turner, Tänzer und Akrobaten beiderlei Geschlechts. Auch Hallensport ist nicht gerade »gelenkschonend«.

Konsequentes Bewegungstraining ist ein unverzichtbarer Bestandteil jeder Strategie zur erfolgreichen Vorbeugung und Behandlung von Arthrose.

Immer in Bewegung bleiben!

Betrachten Sie sich im Beruf und im Privatleben als ständig bewegtes Wesen, das sich den ständigen Veränderungen seiner Lebensbedingungen bestmöglich anpasst. So ist es in der Entwicklungsgeschichte der aufrechten Zweibeiner vorgesehen: Auf neue Anforderungen haben sie mit Anpassung reagiert. Wenn Sie einmal das Gefühl des Stillstands erleben, versetzen Sie sich in Bewegung. Das funktioniert im Bürostuhl und in der Warteschlange. Es gibt viele Möglichkeiten, mehr Bewegung in Ihren Lebensalltag zu bringen.

Gehen Sie häufiger zu Fuß, fahren Sie mit dem Rad, benutzen Sie ganz bewusst Treppen, sitzen oder stehen Sie dynamisch. Verzichten Sie ab und zu auf Lieferungen frei Haus. Zu Fuß einkaufen bringt Bewegung und Lustgewinn. Suchen Sie sich eine sportliche Aktivität aus, die Ihnen Spaß macht: Jogging, Nordic Walking, Laufen, Fitnesstraining, Pilates oder Yoga sind für jeden Menschen geeignet. Mit einem Wort: Werden Sie aktiv im Beruf und in der Freizeit. Profitieren Sie von höherer Belastbarkeit, robuster Gesundheit, einer tadellosen Körperhaltung und einer guten Figur – mehr Lebensqualität durch mehr Bewegung!

Empfehlungen für das Bewegungstraining

Wer ein angemessenes und leistungsgerechtes Bewegungsprogramm in seinen Tagesablauf einbaut, beugt Übergewicht und Arthrosebeschwerden vor, sorgt für Muskelfitness und schützt sich wirksam vor Verletzungen.

- Erwachsene sollten mindestens 150 Minuten pro Woche ein mäßig intensives Bewegungstraining durchführen. Das schützt vor Übergewicht und hält die Gelenke fit.
- Bei Übergewichtigen tragen 150 Minuten Bewegung pro Woche zur Gewichtsabnahme bei.
- Wer merklich abnehmen will, sollte mindestens 200–250 Minuten Bewegungstraining pro Woche einplanen. Dies entspricht einem Kalorienverbrauch von circa 2000 kcal pro Woche.
- Älteren Menschen wird mäßig intensives, aerobes Ausdauertraining empfohlen, beispielsweise 3-mal 10 Minuten pro Tag (150–300 Minuten pro Woche), bevorzugt Gehen/Laufen, Fahrradfahren, Schwimmen oder Wassergymnastik. Wer mehr für seine Fitness tun will, trainiert täglich 20–30 Minuten intensiver (75–150 Minuten pro Woche).

- Ältere Menschen sollten zusätzlich mindestens 2-mal pro Woche ein Widerstands-/Krafttraining machen: mit Gewichten, Hanteln oder Krafttrainingsgeräten – oder beim Treppensteigen zu Hause.
- Ältere Menschen sollten ihr Training nicht übertreiben. Beim Krafttraining wird die Belastungsintensität nur behutsam erhöht. Vor allem für Übergewichtige ist Krafttraining sehr empfehlenswert und wirksam, da es die körperliche Fitness insgesamt verbessert.

Arthrosepatienten profitieren

Schmerzen, Steifigkeit, Bewegungseinschränkung, entzündliche Schwellungen, Instabilität und Muskelschwäche sind die auffälligsten Gelenkbeschwerden. Zahllose Studien haben gezeigt, dass Bewegungstraining dabei hilft, das Körpergewicht zu stabilisieren, die Muskelkraft und Beweglichkeit zu verbessern, die Gelenksteifigkeit günstig zu beeinflussen, sich vor Stürzen und Knochenbruch zu schützen und die Lebensqualität nachhaltig zu verbessern. Mit konsequentem Bewegungstraining können Sie mögliche Gelenkeingriffe/-ersatz verzögern oder ganz vermeiden. Bewegungstraining bekämpft die Symptome – ändert aber nichts an bereits bestehenden Gelenkschäden.

Schmerzen, Schwächegefühl, Störungen der Gelenkstabilität und der Körperbalance sowie Begleiterkrankungen sind die begrenzenden Faktoren des Bewegungstrainings bei Arthrose. Deshalb muss Ihr Trainingsprogramm auf Ihre körperliche Belastbarkeit abgestimmt sein. Sie beginnen mit leichter, langsam ansteigender Trainingsbelastung, um Schmerzen oder weitere Beschwerden in den Griff zu bekommen.

BITTE BEACHTEN!

INFO

- Achten Sie auf geeignete Kleidung und passende Schuhe. Laufschuhe, die regelmäßig benutzt werden, werden abgenutzt. Checken Sie Ihr Schuhwerk nach einem Jahr.
- Besorgen Sie sich eine Yogamatte.
- Befolgen Sie genau die technischen Anweisungen, die zur korrekten Ausführung von Übungen gegeben werden.
- Machen Sie vor Trainingsbeginn grundsätzlich ein 5- bis 10-minütiges Aufwärmtraining und anschließend eine kleine Erholungspause.
- Machen Sie am Ende jedes Trainings statische Dehnübungen. Das trainiert Ihre Flexibilität.
- Die Wasserflasche ist Ihr ständiger Begleiter: Vor, während und nach dem Training sind Sie so immer mit ausreichend Flüssigkeit versorgt.
- Achten Sie auf Schmerzen während und nach dem Training. Schmerzen nach Übungen sind ein Hinweis darauf, die Trainingsintensität zu verringern.

Wollen Sie wirklich von der Besserung Ihrer Arthrosebeschwerden profitieren, müssen Sie absolut konsequent trainieren. Nur dann werden Sie langfristig positive Veränderungen spüren, fit und beweglich bleiben. Suchen Sie sich eine Gruppe von Gleichgesinnten, dann haben Sie feste Trainingstermine – das macht mehr Spaß, und Sie bleiben bei der Sache.

Trainingsvorgaben

Bevor Sie mit dem Training beginnen, sollten Sie von Ihrem Arzt grünes Licht bekommen: Gibt es Gesundheitsrisiken, Sicherheitsbedenken? Wie hoch ist Ihr Fitnessgrad? Gibt es Bewegungseinschränkungen? Zusammen mit dem Arzt oder einem Physiotherapeuten wird das für Sie passende Training zusammengestellt.

Konditionstraining

20–30 Minuten Ausdauertraining pro Tag, an 2–5 Tagen pro Woche werden empfohlen, bevorzugt Radfahren, Laufen, Walking und Schwimmen. Die Intensität des Trainings sollte etwa bei 40–60 Prozent der maximal möglichen Leistung liegen – oder bei der Hälfte der maximalen Herzfrequenz (siehe Formel im Kasten).

Formel

Maximale Herzfrequenz 220 minus Lebensalter (70 Jahre): 220 – 70 = 150 : 2 = 75 Herzschläge pro Minute.

Sie beginnen mit geringer Trainingsintensität und steigern sich schrittweise. Am wichtigsten ist, dass Sie die gesamte Zeit durchhalten und in Bewegung bleiben!

Isometrisches Muskeltraining

Ein Muskel wird angespannt (Kontraktion), ohne dass sich dessen Länge verändert oder Gelenke bewegt werden.

Beispiel

> ✿ *Sie beugen beide Arme im Ellbogen um 90 Grad und haken die Hände vor der Brust ein (linker Handrücken, rechte Handfläche).*
> ✿ *Sie ziehen nun die rechte Hand nach rechts und die linke nach links und bemerken eine Anspannung der Oberarmmuskulatur und leichtes Muskelzittern.*

Für Arthrosepatienten mit Schmerzen könnte dies ein ideales Muskeltraining sein. Wenn Sie Ihre Muskelkraft isometrisch stärken wollen, machen Sie täglich 1–10 Kontraktionen, mit der Hälfte der maximal möglichen Kontraktionskraft pro Muskelgruppe. Sie halten jede Kontraktion 1–6 Sekunden.

Krafttraining

Mit Gewichten oder Maschinen können Sie bestimmte Muskelgruppen trainieren. Zur Arthrosevorbeugung und -behandlung sollten Sie sich auf die Hüft- und Kniestreckermuskulatur konzentrieren. Das sind die Muskeln, die für Gehen, Sitzen und Stehen am wichtigsten sind. 10–15 Wiederholungen am Gerät (oder mit Gewichten) mit geringer Belastung (40 Prozent der maximalen Kraft) werden empfohlen. Sie können dann schrittweise die

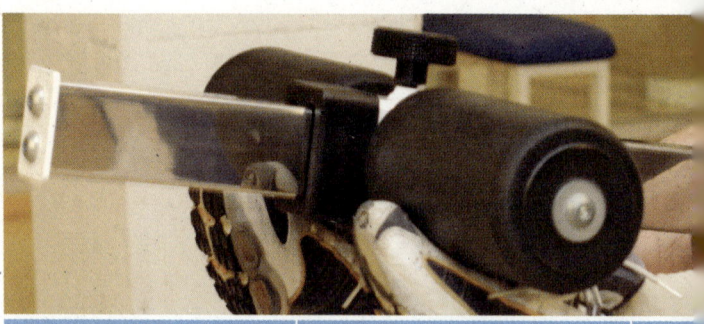

TRAININGSART	HÄUFIGKEIT	
Statisches Dehnen (Flexibilität)	1-mal pro Tag Zielvorgabe: an 3–5 Tagen pro Woche	
Konditionstraining	2–5 Tage pro Woche	
Isometrisches Training	Täglich	
Krafttraining	2–3 Tage pro Woche	

Belastung erhöhen und die Anzahl der Wiederholungen verringern.

Das Fitnessstudio ist die erste Adresse für Krafttraining. Dort finden Sie auch kundiges Personal, das Sie zum individuell passenden Training berät.

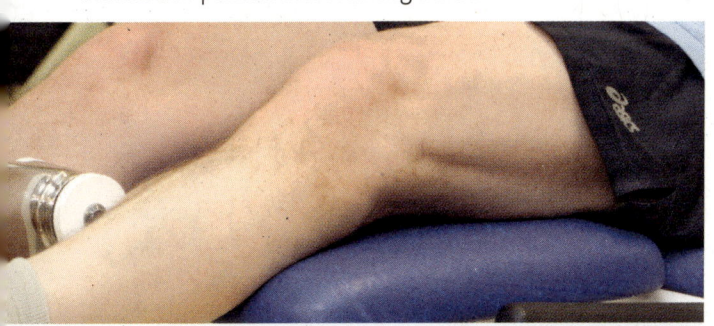

INTENSITÄT	AUSFÜHRUNG
Bis die Dehnung subjektiv unangenehm empfunden wird	Dehnung 5–15 Sekunden halten pro großer Muskelgruppe Zielvorgabe: bis maximal 3–5 Dehnungen, 20–30 Sekunden gehalten
Gering bis mittel: 50 Prozent der maximalen Herzfrequenz	20–30 Minuten pro Tag
Gering: 40 Prozent Kraft Mittel: 50 Prozent Kraft Hoch: > 60 Prozent Kraft	10- bis 15-mal 8- bis 10-mal 6- bis 8-mal
Gering bis mittel: 40–60 Prozent der maximalen Herzfrequenz	20–30 Minuten pro Tag

Trainingseinheiten: untere Gliedmaßen

Die Knie- und Hüftgelenke sind häufig von schmerzhaften Beschwerden betroffen. Bewegungstraining kann Schmerzen lindern sowie die Koordination und Beweglichkeit verbessern.

Beinstreckung im Sitzen

- Sie sitzen auf einem Stuhl. Die Beine sind im rechten Winkel gebeugt.
- Sie strecken ein Bein aus und halten es 5–6 Sekunden gestreckt.
- Sie senken das gestreckte Bein langsam bis auf den Boden.
- Sie entspannen sich. Sie wiederholen die Übung einige Male, auch mit dem anderen Bein.

Beugung des vierköpfigen Oberschenkelstreckers

- Sie stehen oder liegen lang gestreckt auf dem Boden.
- Sie beugen den Oberschenkelstrecker eines Beins und halten die Position 5–6 Sekunden.
- Sie entspannen sich 2–3 Sekunden und wiederholen die Übung an beiden Beinen.

Vom Sitzen zum Stehen

- Sie sitzen auf einem Stuhl mit über der Brust gekreuzten Armen. Die Hände liegen auf der gegenüberliegenden Schulter.
- Die Füße flach auf dem Boden, aufrecht im Rücken und mit geradeaus gerichtetem Blick erheben Sie sich aus der Sitz- in die Standposition.
- Sie kehren langsam in die Sitzposition zurück.
- Falls nötig, unterstützen Sie die Bewegung mit den Händen.
- Mit einem vor der Brust gehaltenen Gewicht können Sie die Trainingsintensität erhöhen.

Gesäßmuskelkontraktionen

- Sie liegen flach auf dem Boden, stehen oder sitzen.
- Sie spannen die Gesäßmuskulatur an, halten die Kontraktion 2–3 Sekunden.
- Entspannen Sie sich 2–3 Sekunden, und wiederholen Sie die Übung.

Treppensteigen

- Steigen Sie eine Treppe zwei Stockwerke hoch, im gewohnten Tempo und Tritt. Benutzen Sie das Geländer, falls nötig.
- Wechseln Sie die Spur, um Ihre Gangkontrolle und Balance zu trainieren. Erhöhen Sie die Intensität, indem Sie ein Gewicht tragen.

Wadenmuskeltraining

- Sie stehen aufrecht, die Beine hüftbreit.
- Sie heben langsam beide Fersen vom Boden ab. Der Körper neigt sich leicht nach vorn, um die Balance zu halten. Falls nötig, benutzen Sie eine Tischkante zur Balancekontrolle.
- Sie richten sich im Rücken gerade so lange auf, bis das Gewicht auf den Fußballen lastet, halten Sie die Position kurz.
- Mit der Einatmung senken Sie die Fersen wieder langsam auf den Boden ab.
- Mit Gewichten in der rechten und linken Hand können Sie die Intensität der Übung erhöhen.

Knieanhebung

- Sie stehen aufrecht. Die Hände liegen unterstützend an einer Tischkante.
- Sie heben ein Knie an, die halbe Strecke bis zur Hüfte, und halten die Position 5–6 Sekunden. Der Rücken bleibt gerade aufgerichtet.
- Sie setzen den Fuß langsam wieder auf dem Boden auf.
- Sie pausieren 2–3 Sekunden, dann wiederholen Sie die Übung beidseits.

Kniebeugung im Stehen

- ⭫ Sie stehen aufrecht und benutzen eine Tischkante zur Balancekontrolle.
- ⭫ Sie beugen ein Bein, um die Ferse anzuheben, bis das Knie im Winkel von etwa 45 Grad gebeugt ist, und halten die Position 5–6 Sekunden.
- ⭫ Setzen Sie den Fuß langsam wieder auf den Boden.
- ⭫ Pausieren Sie 2–3 Sekunden, und wiederholen Sie die Übung beidseits.
- ⭫ Beugen Sie das Knie stärker, um den Bewegungsradius zu vergrößern. Mit einem Gewicht am Sprunggelenk können Sie die Intensität erhöhen.

Trainingseinheiten: Schultergelenk

Ist das Schultergelenk von Arthrose betroffen, können alltägliche Bewegungen zum Problem werden, beispielsweise sich die Haare zu kämmen oder sich anzuziehen. Bewegungsübungen helfen dabei, Schmerzen zu lindern und die Gelenkbeweglichkeit zu erhalten.

Pendeln mit Gewicht

- ⭫ Sie stellen sich vor einen Tisch und stützen sich mit einer Hand auf der Tischplatte ab. Der Rücken bleibt gerade ausgerichtet, der Oberkörper leicht nach vorn gebeugt.
- ⭫ Die andere Hand hält ein 500-Gramm-Gewicht (Hantel, Flasche mit 0,5 Liter Wasser). Der Arm hängt locker nach unten.
- ⭫ Sie lassen nun den Arm mit dem Gewicht locker nach vorne und hinten pendeln.

❅ Mit zunehmender Beweglichkeit können Sie kreisförmige Bewegungen ausführen.

❅ Führen Sie die Bewegungen mit dosiertem Schwung aus, nicht mit Muskelkraft!

Kräftigung der Schultermuskulatur

❅ Sie sitzen aufrecht auf einem Stuhl/Hocker.

❅ Sie umwickeln Ihre Hände mit einem Thera-Band (gelb oder rot). Die Oberarme liegen am Körper an. Die Ellbogen sind rechtwinklig gebeugt. Die Unterarme stehen parallel, und die Hände halten das gespannte Band.

❅ Nun drehen Sie einen Unterarm im Ellbogengelenk auf einer gedachten horizontalen Ebene nach außen und wieder zurück in die Ausgangshaltung.

❅ Dieselbe Bewegung machen Sie mit dem anderen Arm. Später können Sie auch beide Arme gleichzeitig nach außen bewegen.

❅ Führen Sie die Bewegungen langsam und kontrolliert aus. Achten Sie darauf, dass Ihr Rücken gerade aufgerichtet bleibt und nur die Schultermuskulatur aktiviert wird.

Koordination im Schultergelenk

❅ Sie stehen schulterbreit aufrecht, mit den Füßen parallel nach vorn. Wenn Sie unsicher stehen, können Sie sich auch an einer Wand abstützen.

❅ Nun stellen Sie eine stabförmig zusammengerollte Zeitung auf Ihre rechte Handfläche und balancieren diese so lange wie möglich – ohne Ihre Standposition zu verändern. Sie wiederholen diese Übung mit der anderen Hand.

❅ Sie führen die Übung zunächst mit gebeugtem Ellbogengelenk durch, später mit gestrecktem Arm.

Trainingseinheiten: Fingergelenke

Arthrotische Bewegungseinschränkungen in den Finger-
gelenken wirken im Alltag besonders behindernd, z. B.
beim Kochen, bei der Körperhygiene, beim Tragen und
Halten von Gegenständen oder beim Öffnen von Behäl-
tern. Bewegungsübungen helfen dabei, Schmerzen zu
lindern und die Gelenkbeweglichkeit zu erhalten.

Schmerzlinderung in Fingergelenken

- Sie sitzen aufrecht auf einem Stuhl/Hocker. Ihre Unterarme liegen parallel auf einem Tisch. Die Hände ruhen
auf den Kleinfingerhandkanten.
- Nun spreizen Sie alle Finger und strecken sie durch.
- Anschließend bewegen Sie jeden einzelnen Finger nacheinander so, dass die Fingerspitze den Daumen berührt
und wieder zurück.
- Führen Sie die Bewegungen langsam und kontrolliert an
beiden Händen durch.
- Achten Sie darauf, dass die nicht bewegten Finger gestreckt bleiben.

Kräftigung der Fingermuskulatur

- Sie sitzen aufrecht auf einem Stuhl/Hocker. Ihre Unterarme liegen parallel auf einem Tisch. Die Schultern sind
locker entspannt (nicht nach oben gezogen).
- Sie nehmen einen Softball in eine Hand und drücken
diesen gleichzeitig mit einem Finger und dem Daumen
zusammen. Machen Sie diese Bewegung mit jedem
einzelnen Finger.
- Führen Sie die Bewegungen langsam und kontrolliert an
beiden Händen durch.
- Achten Sie darauf, Ihre Fingergelenke bemerkbar zu beugen.

Koordination der Fingerbeweglichkeit

- Sie sitzen aufrecht auf einem Stuhl/Hocker. Ihre Unterarme, Ihre Handflächen und Finger liegen locker auf einem Tisch. Die Schultern sind locker entspannt (nicht nach oben gezogen).
- Nun heben Sie beide Daumen gleichzeitig an und setzen sie wieder auf dem Tisch ab. Diese Bewegung führen Sie dann nacheinander mit den einzelnen Fingern durch.
- Führen Sie die Bewegungen zunächst langsam und kontrolliert aus.
- Achten Sie darauf, dass die nicht bewegten Finger den Kontakt mit dem Tisch behalten.
- Später können Sie das Tempo der Bewegung (Finger anheben/absetzen) schrittweise erhöhen.

Bewegungstraining im Wasser

Zur Vorbeugung und Behandlung von Arthrosebeschwerden eignet sich ein Bewegungstraining im Wasser genauso gut wie landbasiertes Training. Wassertraining hat darüber hinaus besondere Vorteile. Hier sind durch den Auftrieb Bewegungen möglich, die Sie an Land kaum ausführen könnten. Im Wasser ist die Stress- und Gewichtsbelastung der Gelenke deutlich geringer als bei Übungen an Land unter Schwerkrafteinfluss. Sie sind vor allzu starker Erhitzung geschützt; Ihr Blutdruck sinkt und das Herz arbeitet gleichmäßig. Vom regelmäßigen Training profitieren insbesondere Übergewichtige, da problematische Knie- und Hüftgelenke im Wasser leichter bewegt werden können. Wassertraining lindert auch Gelenkschmerz.

Übungen im Wasser

Gehen, Knie anheben, Knie beugen (ein-/zweibeinig), seitlich gehen, Fersen anheben, gestrecktes Bein nach hinten anheben, einbeinig stehen, Wassernudel mit einem Fuß zu Boden drücken u. a. Schließen Sie sich einer Wassertrainingsgruppe an, um passende Übungen zu erlernen.

Schwimmen

Ausdauertraining im Wasser ist gleichfalls zur Arthrosevorbeugung empfehlenswert. Wenn Sie regelmäßig im Hallenbad oder in Gewässern 15–30 Minuten ohne Unterbrechung schwimmen, verbessern Sie Ihre Kondition und trainieren alle Gelenke.

Yoga

Yoga ist eine ganzheitliche Methode, die Körper, Geist und Seele in Einklang bringen kann. Im Westen wird Yoga häufig in Unterrichtseinheiten vermittelt. Solche Einheiten, bevorzugt die Richtung Hatha-Yoga, kombinieren Körperhaltungen, Phasen der Tiefenentspannung, Atem- und Meditationsübungen. Durch Übung der Yoga-Positionen verbessert sich das funktionelle Zusammenspiel von Körper, Geist, Seele und Atem. Zielvorstellung ist die nachhaltige Steigerung der Vitalität, verbunden mit mehr Gelassenheit.

Auch die Medizin hat Yoga entdeckt und weist auf vorbeugende gesundheitsfördernde Effekte der Übungen hin. Yoga kann Gelenkbeschwerden nachhaltig günstig beeinflussen.

Yoga ist mehr als ein bloßes Fitnessprogramm, mehr als eine Methode zum Stressabbau, zur Linderung von Rückenschmerzen oder zur Bewältigung von Lebenskrisen. Viele Krankenkassen übernehmen die Kosten eines Yoga-Kurses. Wer regelmäßig Yoga praktiziert, profitiert von körperlicher Fitness, ist weniger stressanfällig, belastbarer und gelassener. Yoga-Kurse werden fast überall angeboten.

HATHA-YOGA

INFO

Das ist die am häufigsten praktizierte Form des Yoga. Sie zielt vor allem auf die Balance von Körper und Geist ab – durch Haltungsübungen *(Asana)*, Atemübungen *(Pranayama)* und Meditation *(Dhyana)*. Das Sanskritwort *Hatha* bedeutet Kraft, Beharrlichkeit, Zurückhaltung.

Qigong

Qigong ist eine chinesische Meditations-, Konzentrations- und Bewegungsform zur Verbesserung der Koordination, zur Schärfung des Geistes und der Körperwahrnehmung. *Qi* (Chi) steht für Lebensenergie und *gong* für beständiges Üben. Gemäß dem Motto, dass es besser ist, Gesundheit zu erhalten, statt Krankheiten zu behandeln, gibt es im medizinischen Qigong zahlreiche Übungsreihen, die stabilisierend wirken und einem Ungleichgewicht vorbeugen. In einer Qigong-Übung sollten mindestens zwei von sieben Komponenten enthalten sein: Anspannung und Entspannung der Muskulatur, Ruhe, Natürlichkeit, Bewegung, Atmung, Vorstellungsarbeit und Ton.

Eine Studie (2017) stellte unter anderem fest, dass 30–45 Minuten Qigong-Training pro Tag über 6–8 Wochen zu Verbesserungen der körperlich-geistigen Fitness, zur Linderung von Schmerzen und zu erholsamem Schlaf führen. Die günstigen Wirkungen hielten bis zu sechs Monate an. Wer Qigong über Jahre praktiziert, profitiert von einer besseren Lebensqualität, auch bei Arthrose. Die Schulmedizin unterschätzt bislang solche Qigong-Wirkungen. Gerade die sanften Übungen des sogenannten Duftenden Qigong entfalten bei Gelenkschmerzen eine günstige Wirkung.

QIGONG BEI ARTHROSEBESCHWERDEN

Gelenkschmerzen
Ausgangposition Stehen Sie aufrecht und entspannt. Ihre Füße stehen parallel und in schulterbreitem Abstand zueinander. Sie sind locker, und auf Ihren Lippen zeichnet sich ein zufriedenes Lächeln ab. Blicken Sie gerade aus, und atmen Sie gleichmäßig ein und aus. Während Ihre Handflächen zueinanderzeigen, öffnen Sie Ihre Hände 5- bis 10-mal vor der Brust.
Die Ruder bewegen, um das Meer zu überqueren Ihre Handflächen sind zum Boden ausgerichtet, und die Arme

sind leicht angewinkelt. Halten Sie Ihre Hände auf Brusthöhe, und greifen Sie mit den Händen nach unten. Ziehen Sie nun die Hände wie beim Rudern zum Körper. Wiederholen Sie die Übung 36-mal.

Lotusblätter wiegen sich im Wind Ihre Handflächen zeigen mit einem Abstand von etwa 20 Zentimetern zueinander. Dabei sind die Fingerspitzen nach vorn ausgerichtet. Schwingen Sie Ihre Hände abwechselnd nach links und rechts – wie Blätter, die sich im Wind wiegen. Wiederholen Sie die Übung 36-mal.

Knieschmerzen

⚡ Stellen Sie sich locker aufrecht hin, Ihre Füße stehen in schulterbreitem Abstand zueinander. Die Arme hängen locker an den Seiten herab. Ihr Blick ist nach vorn gerichtet, Sie lächeln.

⚡ Schließen Sie nun Ihre Füße, und beugen Sie den Oberkörper nach vorn, bis die Handflächen an den Knien angekommen sind. Stützen Sie diese nun dort auf. Beide Knie berühren sich. Achten Sie auf einen geraden Rücken.

⚡ Nun lassen Sie die Knie langsam und in kleinen Kreisen im Uhrzeigersinn und anschließend gegen den Uhrzeigersinn jeweils etwa 15-mal kreisen.

⚡ Anschließend stellen Sie die Füße wieder schulterbreit auf. Die Knie berühren sich nicht mehr und kreisen langsam im Uhrzeigersinn und anschließend in der Gegenrichtung – jeweils etwa 15-mal.

⚡ Nehmen Sie wieder die Ausgangsposition ein, und halten Sie diese einen Moment. Dabei konzentrieren Sie sich auf Ihre Atmung und Ihre Knie.

Schulterschmerzen

⚡ Nehmen Sie die Ausgangsposition ein. Sie sind ganz ruhig. Die Zunge berührt das Gaumendach. Die gebeugten Knie sind wie die Füße leicht auswärts gedreht.

✧ Sie befinden sich in einer Haltung wie beim Reiten. Sie ballen die Hände zur Faust und heben die Arme auf gleicher Höhe langsam an. Dann lassen Sie mit tiefer Einatmung die Arme langsam sinken.

✧ Sie verschränken die Hände wie zum Gebet. Dann drehen Sie die Handflächen nach außen und strecken mit der Ausatmung die Finger durch. Nun heben Sie mit dieser Handhaltung die Hände so weit wie möglich nach oben und atmen dabei tief ein und langsam aus.

✧ Sie schwingen mit den Händen und heben dabei abwechselnd den rechten und linken Fuß an. Sie wiederholen diese Übung 24-mal.

Tai-Chi

Tai-Chi ist ursprünglich Kampfkunst – eine »innere« Kampfkunst, auch »Schattenboxen« genannt. Wer den »Wind wahrnehmen«, belastbarer und gelassener werden möchte, sollte Tai-Chi ausprobieren. Die langsam fließende Körperbewegung verleiht der Zeit eine andere Qualität. Der »Gegner« ist die eigene Stress- oder auch Schmerzproblematik. Wenn Sie sich für einen Tai-Chi-Kurs entscheiden, folgen Sie einem Meister, der Sie zu motivieren sucht und Ihnen über die Übungen hinaus viele nützliche Lebensweisheiten vermitteln kann. Tai-Chi wird von vielen Krankenkassen bezuschusst.

In Tai-Chi-Schulen sind verschiedene Übungsstile auch kombiniert mit Qigong im Angebot. In fließenden Bewegungsabläufen erleben Sie ein ganz neues Körpergefühl, Erfrischung und Kräftigung. Die Ausführung der Form kann von wenigen Minuten bis zu eineinhalb Stunden

dauern, je nach Anzahl der einzelnen Elemente und der
Geschwindigkeit der Ausführung.

Tai-Chi/Qigong eignet sich hervorragend dazu, die
bewusste Körperwahrnehmung zu schulen und sich
eine stabile sensomotorische Balance anzueignen – ein
wichtiges Element der Gelenkbeweglichkeit. Eine Studie
zeigte, dass mehr als 80 Prozent der Teilnehmer durch
Tai-Chi von verbesserter Beweglichkeit profitierten.

Stressabbau: Konzentration und Entspannung

Arthrose verursacht Stress – Stress für Gelenke und
Stress im Kopf. Konzentrations- und Entspannungs-
verfahren vertrauen auf die »Macht des Geistes«. Bei
chronischen Schmerzen, auch in Gelenken, sind Gesund-
heitsprobleme vorprogrammiert. Konzentrationstrai-
ning, vor allem in Verbindung mit Bewegung (Progressive
Muskelrelaxation, Feldenkrais), verbessert Ihre Grundbe-
findlichkeit und hat sich zum Abbau von Stress bewährt.
Ihr Selbstvertrauen wird gestärkt, und Sie fühlen sich
geistig erfrischt. Sehr empfehlenswert ist auch die posi-
tiv gerichtete Selbsthypnose (Autogenes Training).

Progressive Muskelrelaxation

Die Tiefenmuskelentspannung nach Edmund Jacobson
(1888–1983), einem amerikanischen Arzt und Physio-
logen, ist auch als Progressive Muskelrelaxation (PMR)
bekannt. Durch gezielte Aktivierung und Anspannung
von Muskelpartien soll eine wirksame Entspannung

erzielt werden. Der Wechsel zwischen Konzentration, Spannung und Entspannung verbessert auch die Körperwahrnehmung. Mit zunehmender Übung lernen Sie mit Ihrer Muskulatur zu arbeiten und sie bewusst zu entspannen. Ist ein verspannter Muskel erst einmal gelockert, bessern sich häufig auch körperliche Beschwerden und psychische Stresszustände. Wer körperlich gesund, aber öfters müde und erschöpft ist, regeneriert sich mit PMR. Da PMR Bewegungselemente enthält, wird es auch zur Vorbeugung von Arthrose empfohlen.

Die Übungen können überall durchgeführt werden – zu Hause, unterwegs oder am Arbeitsplatz. Wichtig ist, dass die Muskeln bewusst angespannt werden, wobei die nachfolgende Entspannungsphase deutlich länger sein sollte. Achten Sie auf alle Empfindungen während der PMR. Mit etwas Übung werden Sie die guten Gefühle des Loslassens und der Leichtigkeit spüren.

In welcher Reihenfolge die Übungen ausgeführt werden, bleibt Ihnen überlassen – von rechts nach links oder von oben nach unten. Entscheiden Sie sich irgendwann für eine bestimmte Abfolge von Übungen. Das vereinfacht das Training.

Wichtig ist, dass Sie locker liegen oder sitzen. Im Sitzen achten Sie darauf, dass Sie hinten abgestützt sind, möglichst auch am Kopf. Die Arme liegen locker auf den Oberschenkeln oder den Armlehnen des Stuhls/Sessels. Beide Beine stehen angewinkelt auf dem Boden. Die Augen sind geschlossen.

PMR eignet sich gut dafür, es gezielt in Stresssituationen einzusetzen. Progressive Muskelentspannung kann in einer Übungsgruppe oder im Selbststudium erlernt und praktiziert werden.

Trainingseinheit PMR

❧ Beginnen Sie mit der rechten Hand. Ballen Sie sie zu einer Faust, und halten Sie die Spannung etwa 10 Sekunden – nicht verkrampfen! Atmen Sie gleichmäßig weiter. Konzentrieren Sie sich auf Ihre Faust, wie sie sich in diesem Zustand anfühlt.

❧ Nach 10 Sekunden lösen Sie die Spannung, spüren nach und ruhen sich 30 Sekunden aus. Genießen Sie die Lockerung, die Wärme und Entspannung.

❧ Dann folgt die nächste Muskelgruppe.

❧ Am Ende sollten Sie im ganzen Körper das Gefühl der Entspannung genießen.

❧ Die Übungen können mehrmals wiederholt werden, je nachdem, wie viel Zeit Sie sich nehmen.

❧ Üblicherweise wird die Muskelentspannung mit einem Signal des Erwachens abgeschlossen: Sie strecken sich und bewegen die Arme, atmen tief durch und öffnen die Augen – ein belebendes Gefühl.

❧ Wer nach einer PMR schlafen will, lässt die Augen geschlossen und bleibt ruhig liegen.

Feldenkrais

Moshé Feldenkrais (1904–1984), Erfinder der gleichnamigen Methode, war vielfach ausgezeichneter Physiker, Mathematiker und Judomeister. Er erarbeitete ein System, das sich mit den grundsätzlichen Fragen der Bewegung befasst: Wie ist es möglich, Leichtigkeit in der

Bewegung zu erreichen – ohne Muskelverkrampfung?
Wie funktioniert die neuromuskuläre Koordination?
Feldenkrais ist eine Trainingsmethode, die über Körperbewegungen das Nervensystem beeinflusst. Gelernte
Muster im Gehirn werden erkannt, können verändert und
erweitert werden. Es handelt sich hierbei um eine neuro-
physiologisch orientierte Methode, die die Körperwahrnehmung *(body awareness)* schulen soll. Die Bewegungen
der Feldenkrais-Methode (Lektionen), die häufig in Liege-
position ausgeführt werden, kommen in den bekannten
Systemen der Bewegungstherapie nicht vor.
Bei diesem sensomotorischen Lernprozess geht es um
eine »Umprogrammierung« durch Vorstellungs- und (in
minimalem Umfang) Bewegungsarbeit. Das erworbene
Wissen können Sie im Alltag, Beruf und in der Freizeit
nutzen, um Muskelverspannungen, Gelenkproblemen
und nicht erklärbaren Schmerzzuständen oder anderen Beschwerden vorzubeugen. Feldenkrais wird von
zertifizierten Therapeuten angeboten. Die Kosten der
Feldenkrais-Therapie tragen Sie selbst.

FELDENKRAIS-KOMPONENTEN

- *Awareness through Movement* (ATM) findet in der
  Gruppe statt.
- Funktionale Integration (FI) ist Einzelarbeit.

Autogenes Training (AT)

Das Autogene Training (AT) ist eine auf Selbsthypnose (Autosuggestion) beruhende Entspannungsmethode. Der Begriff *autogen* ist dem Griechischen entlehnt und bedeutet sinngemäß »selbst erzeugt«. Der Berliner Psychiater Johannes Heinrich Schultz (1884–1970) entwickelte diese Methode aus der Hypnose und stellte sie erstmals 1926 vor. Das Autogene Training ist weltweit als Entspannungsmethode und psychotherapeutisches Verfahren anerkannt.

Im AT erreichen Sie den Zustand der konzentrativen Selbstentspannung durch regelmäßige Konzentrationsübungen in Entspannungshaltung (Liegen oder Sitzen). Die Grundstufe umfasst Übungen zur Muskel- und Gefäßentspannung sowie Organübungen, die Herz und Atmung betreffen. Im Übungsverlauf kommt es zur beruhigend wirkenden »vegetativen Umschaltung«, die sich von den Gliedmaßen ausgehend über den ganzen Körper ausbreitet (Generalisierung). Dies ist gerade bei Schmerzproblemen ein erwünschter Übungseffekt. Eine Übung dauert anfangs etwa 3 Minuten. Regelmäßiges Training (2- bis 3-mal täglich) wird empfohlen. AT kann überall und jederzeit zur Selbstentspannung eingesetzt werden.

Die Grundstufe ist die am häufigsten praktizierte Form des Autogenen Trainings. In der Mittelstufe werden Vorsatzformeln eingebaut, beispielsweise »Schmerzen egal!«, »Ich bin ruhig und gelassen« oder »Ich schaffe das!« Die Oberstufe ist psychoanalytisch konzipiert und wird in unterschiedlicher Form in der Psychotherapie benutzt.

Die AT-Formeln kann man im Selbststudium erlernen. Die Trainingspraxis sollten Sie sich aber in einem Kurs (sechs bis acht Wochen) unter fachkundiger Leitung eines Arztes, Psychologen oder Psychotherapeuten aneignen. Erkundigen Sie sich, ob Ihre Krankenkasse die Kosten für den Kurs übernimmt.

TRAININGSEINHEIT: AT-GRUNDSTUFE

Wie oft eine Übung wiederholt wird und in welcher Reihenfolge die Übungen durchgeführt werden, bestimmen Sie selbst – nach dem Motto: solange es angenehm ist. Wer 2- bis 3-mal täglich 10 Minuten übt, beherrscht nach 6–7 Wochen die Umschaltung in die konzentrative Selbstversenkung. Je länger der Übungszeitraum, desto intensiver ist das Entspannungserlebnis.

Ruhetönung:
»Ich bin ganz ruhig.« (2- bis 4-mal)

Schwereübung:
»Mein rechter (linker) Arm ist schwer.« (2-mal)
»Ich bin ganz ruhig. Meine Arme und Beine sind ganz schwer.« (2-mal)
»Ich bin ganz ruhig.«

Wärmeübung:
»Mein rechter (linker) Arm ist warm.« (2-mal)
»Ich bin ganz ruhig. Meine Arme und Beine sind warm.« (2-mal)
»Ich bin ganz ruhig.«

Atemübung:
»Es atmet mich.« (2-mal)
»Ich bin ganz ruhig.«

Herzübung:
»Mein Herz schlägt ruhig und regelmäßig.« (2-mal)
»Ich bin ganz ruhig.«

Sonnengeflechtsübung:
»Mein Sonnengeflecht ist strömend warm.« (2-mal)
»Ich bin ganz ruhig.«

Stirnkühleübung:
»Meine Stirn ist angenehm kühl.« (2-mal)
»Ich bin ganz ruhig.«

Rücknahme:
»Arme fest!« – »Tief atmen!« – »Augen auf!«

Sie beginnen damit, jede Übung einzeln zu trainieren und
mit einer Rücknahme abzuschließen. Wer alle Übungen
beherrscht, erreicht eine wohltuende Tiefenentspannung:
»Mein ganzer Körper ist entspannt und angenehm warm.
Ich bin vollkommen ruhig.«

Arthrosekur: Traditionelle Chinesische Medizin

Generell werden Gelenkschmerzen in der TCM mit dem
sogenannten *Bi-Syndrom* in Verbindung gebracht. Hier
kann das *Qi* aufgrund von klimatischen Faktoren nicht
mehr frei fließen. Kalte Gliedmaßen und starke Schmerzen werden mit pathogener Kälte assoziiert, während
übermäßige Hitze geschwollene Gelenke hervorruft.
Bei einem Übermaß an Feuchtigkeit sind die Gelenke
ebenfalls geschwollen, jedoch nicht heiß. Sofern sich die

Schmerzen nicht fest an einem Ort lokalisieren lassen, herrscht »pathogener Wind« vor.

Die TCM betrachtet Fehlernährung, Ansammlung von Giftstoffen im Gelenkknorpel, geringe Fitness sowie Nässe, Kälte und Wind als Ursachen von Gelenkproblemen. In der Folge können *Qi* und Blut/*Xue* nicht mehr in den zugehörigen Leitbahnen frei fließen, was schließlich Bewegungseinschränkungen und Schmerzen verursacht. Die TCM verordnet bei Arthrose gesunde Ernährung, äußerliche und innerliche Mittel, Akupressur, Tai-Chi und Qigong.

HILFE AUS DER TCM

ÄUSSERLICH

Senfkompresse

4 Esslöffel Senfmehl mit etwas Wasser zu einem Brei verrühren. Diesen auf ein Tuch streichen und auf das schmerzende Gelenk legen. Bei der ersten Anwendung wird die Kompresse 3 Minuten auf die betroffene Stelle gelegt. Bei nachfolgenden Anwendungen wird die Dauer jeweils um eine Minute erhöht. Am Ende werden auf der Haut verbliebene Senfreste vollständig abgewaschen und die Haut sanft trocken getupft. Die Anwendung sollte maximal fünf Tage in Folge durchgeführt werden. Hinweis: Bei entzündeten Gelenken wird von Senfumschlägen abgeraten. Achten Sie zudem auf mögliche Hautreizungen!

Muskatlotion

Frisch geriebene Muskatnuss mit einer natürlichen Bodylotion (ohne Zusatzstoffe) vermischen und die betroffenen Stellen damit einreiben. Die Anwendung kann mehrmals täglich wiederholt werden.

Thymian-Wacholder-Bittersalz-Bad

Badewasser einlassen (Wassertemperatur: circa 37 °C) und 2 Tassen Bittersalz sowie jeweils 5 Tropfen Thymian- und Wacholderöl in die Wanne träufeln und mit der Hand verteilen. Nach dem 20-minütigem Heilbad am besten gleich ins Bett gehen. Die Anwendung mehrmals pro Woche wiederholen, bis die Schmerzen abklingen. Das Bad entgiftet Zellen und fördert die Aufnahme von Magnesium über die Haut.

INNERLICH

Kurkuma-Mandelmilch

1 Teelöffel Kurkumapulver mit etwas Honig in 200 ml warme Mandelmilch rühren und die Mischung mindestens 1-mal täglich über mehrere Tage trinken.

Apfelessig

1–3 Teelöffel Apfelessig mit 200 ml warmem Wasser und etwas Honig vermengen. Die Mischung 2- bis 3-mal täglich trinken.

Chinesische Teerezeptur bei Arthrose

4,5–9 g Niu Xi (Achyranthis-Wurzel), 9–15 g Ji Xue Teng (Hühnerblutstängel), 3–9 g Chuan Xiong (Szechuan-Liebstöckelwurzelstock), 6–12 g Gou Qi Zi (Bocksdornfrüchte). Der Tee verbessert die Durchblutung, wirkt schmerzlindernd entwässernd, entgiftend.

AKUPRESSUR

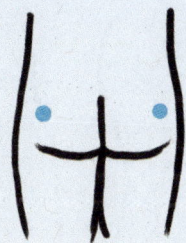

GB 30 Huantiao Hinter dem Gelenkkopf des Oberschenkelknochens am Gesäßmuskel. Wirkt lindernd unter anderem bei Hüftbeschwerden, Bi-Syndrom der Beine, Muskelathropie und Arthrose.

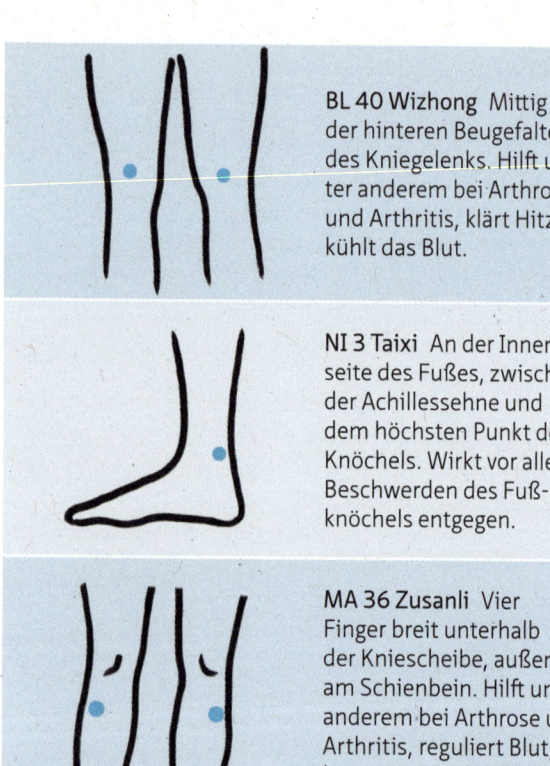

BL 40 Wizhong Mittig auf der hinteren Beugefalte des Kniegelenks. Hilft unter anderem bei Arthrose und Arthritis, klärt Hitze, kühlt das Blut.

NI 3 Taixi An der Innenseite des Fußes, zwischen der Achillessehne und dem höchsten Punkt des Knöchels. Wirkt vor allem Beschwerden des Fußknöchels entgegen.

MA 36 Zusanli Vier Finger breit unterhalb der Kniescheibe, außen am Schienbein. Hilft unter anderem bei Arthrose und Arthritis, reguliert Blut, beseitigt Feuchtigkeit.

MP 9 Yinlingquan Zur Mitte des Beines auf der Vertiefung am Unterrand des Gelenkfortsatzes auf Höhe des Schienbeinhöckers, bei Kniebeschwerden empfohlen.

Knorpelschutz: gesunde Ernährung

Die Ernährung spielt für die Vorbeugung von Arthrose eine wichtige Rolle. Das sollten Sie nicht unterschätzen! Übergewicht ist fast immer eine Folge von ungesunder Ernährung und Bewegungsmangel.

Man weiß, dass Übergewicht (BMI 25–29) und Fettleibigkeit/Adipositas (BMI >30) beeinflussbare Risikofaktoren für Knie- und Hüftgelenksarthrosen sind. Steigt der BMI um zwei Einheiten, erhöht sich das Risiko für eine Kniearthrose um 36 Prozent! Übergewicht verdoppelt das Arthroserisiko bei Frauen und erhöht das Risiko bei Männern bis zu vierfach.

Gesunde vollwertige Ernährung und Bewegung gehören zu den wirksamsten Komponenten der Arthrosevorbeugung. Da Entzündungen an der Entstehung von Arthrosen beteiligt sind, kommt Antioxidantien und entzündungshemmenden Nährstoffen im Nahrungsangebot große Bedeutung zu. Am häufigsten liegen Mangelzustände bei den Vitaminen D und B_{12} vor. Vitamine und Fettsäuren werden sowohl für das Knorpelwachstum als auch zur Knorpelregeneration gebraucht. Beispielsweise gelten gesättigte Fettsäuren und Arachidonsäure (in tierischen Nahrungsmitteln) als entzündungsfördernd und werden somit als problematisch eingestuft. Generell wird Mittelmeerkost (mediterrane Ernährung) empfohlen – für die Gelenkgesundheit, zur Gewichtskontrolle und zur Vermeidung von Übergewicht.

INFO

GEWICHTSERHALTENDE ERNÄHRUNGS-EMPFEHLUNG DER HARVARD MEDICAL SCHOOL 2005

- Reichlich frisches Obst und Gemüse (www.5amtag.de) und Hülsenfrüchte täglich
- Vollkornprodukte statt hoch ausgemahlener Getreideprodukte (z. B. Weißmehl) und zuckerhaltiger Nahrungsmittel
- Kohlenhydrathaltige Nahrungsmittel (Pasta, Reis, Kartoffeln) bewusst seltener verzehren (Low-Carb)
- Hochwertige biologische Fleisch-, Geflügel- und Fischprodukte statt stark verarbeiteter Fleisch- und Wurstwaren
- Mineralwasser statt zuckerhaltiger Softdrinks
- Hochwertige pflanzliche Speiseöle (Oliven-, Rapsöl u. a.)
- Alkoholische Getränke und Fast Food vermeiden oder ganz darauf verzichten

Gelenkentlastung: Abnehmen

»Weniger Kohlenhydrate, hochwertiges Eiweiß und reichlich richtige Fette plus Bewegung«, lautet das Credo der LOGI-Methode. Das Ernährungskonzept wurde Ende der 1990er-Jahre an der Harvard University in Boston, USA, zur dauerhaften Gewichtsreduktion und Behandlung von Fettstoffwechselstörungen entwickelt. Diese »Steinzeit-Diät« ist kohlenhydratarm, eiweiß- und fettreich und empfiehlt reichlich Obst und Gemüse mit Ballaststoffen.

LOGI steht für **LOw Glycemic and Insulinemic Diet**. Das heißt, es werden Nahrungsmittel mit niedrigem glykämischem Index (GI) und geringer Insulinwirkung (GL = glykämische Last) bevorzugt. LOGI ist demnach eine Ernährungsmethode zur Förderung niedriger Blutzucker- und Insulinwerte. Dies wird unter anderem durch Empfehlung einer bestimmten Nährstoffverteilung im Nahrungsangebot erreicht: verringerter Kohlenhydrat- sowie erhöhter Eiweiß- und Fettanteil.

Die LOGI-Ernährung achtet darauf, wie sich Nahrungsmittel in Portionsgrößen auf den Blutzucker auswirken: Je geringer die GL der Nahrungsmittel ist, desto mehr kann man essen, ohne ungünstige Insulinwirkungen zu provozieren. Nutzen Sie zusätzlich die Sattmacher-effekte von hochwertigem Eiweiß und hochwertigen Ölen, dann nehmen Sie langfristig ab und können Ihr

NÄHRSTOFFANTEILE

INFO

Prozentualer Anteil der Hauptnährstoffe im LOGI-Nahrungsangebot:

- Kohlenhydrate: 20–30 Prozent
- Eiweiß: 20–30 Prozent
- Fett: 45–55 Prozent

Wohlfühlgewicht halten. Sie bleiben fit, schlank und beweglich, genießen Ihr Essen und profitieren von allen gesunden Nährstoffen inklusive Ballaststoffe.

LOGIsch ernähren

Es geht vor allem darum, den Konsum von Kohlenhydraten zu verringern. Das ist insbesondere für Übergewichtige, bei Fettstoffwechselstörungen, hohen Blutfettwerten und für Typ-2-Diabetiker von großer Bedeutung.

- Grundlage der Ernährung sind stärkearmes Obst, Salate und Gemüse, kombiniert mit hochwertigem Fleisch, Fisch, Eiern, Nüssen und Hülsenfrüchten sowie hochwertigen Speiseölen. Es gilt das Prinzip »5 am Tag«: Fünf Handvoll Obst und Gemüse pro Tag, und Sie bleiben schlank und fit.

- Die Menge an Kohlenhydraten (vor allem Nahrungsmittel mit hohem GI) wird verringert. Stärke- und zuckerreiche Nahrungsmittel wie Kartoffeln, Nudeln, Reis und Brot sowie Süßigkeiten sollten Sie weniger essen (Low-Carb).

- Gleichzeitig achten Sie auf die Qualität der Fette. Sie bevorzugen Fette mit einem hohen Anteil an einfach ungesättigten Fettsäuren und achten auf ein günstiges Verhältnis von Omega-3- zu Omega-6-Fettsäuren (maximal 1:4).

- LOGI-Vorteile: beste Nahrungsqualität, kaum Verbote, kein Hunger, bestmögliche Sättigung (hoher Eiweiß- und Ballaststoffanteil), Kalorienarmut, Energieboostereffekt (»Fettverbrennung«), keine gesundheitlichen Risiken, Genuss durch Abwechslung, freie Wahl der Nahrungsmittelkombination, langsame stetige Gewichtsabnahme, verbesserter Fettstoffwechsel, kein Jo-Jo-Effekt – und erlaubte »Sünden«.

LOGIsch essen

Wer die LOGI-Ernährung benutzt, versorgt sich reichlich mit essenziellen Aminosäuren, antioxidativen Vitaminen, Fettsäuren und Energiestoffen. LOGI ist ausgewogen und ausreichend.

- Essen Sie mindestens fünf Portionen Obst (zweimal) und Gemüse (dreimal) am Tag.
- Bevorzugen Sie hochwertiges mageres Fleisch und Fleischprodukte aus artgerechter Produktion.
- Essen Sie regelmäßig fetten Seefisch wie Lachs, Makrele, Hering oder Sardine.
- Benutzen Sie hochwertige Fette wie Oliven-, Raps-, Walnussöl und als Streichfett Butter.
- Essen Sie möglichst selten bzw. nur kleine Portionen stärke- und zuckerreicher Lebensmittel (Kartoffeln, Nudeln, Reis, Mais).
- Wenn Sie naschen wollen, tun Sie dies am besten zu oder nach einer Hauptmahlzeit.
- Essen Sie bei jeder Mahlzeit ein eiweißreiches Lebensmittel (tierisch oder pflanzlich).
- Vermeiden Sie die Kombination zucker- und fettreicher Lebensmittel (= LOGI-Trennkost).

✛ Essen Sie vor allem Lebensmittel mit geringer Blutzuckerwirkung bzw. niedriger glykämischer Last (GL).
   Ideal ist eine tägliche glykämische Last von maximal
   80.
✛ Trinken Sie ausreichend (vor allem reines Wasser) –
   und bewegen Sie sich viel.

LOGIsch abnehmen

Wer nachhaltig Fettdepots abbauen möchte, sollte
die Fettverbrennungseigenschaften von essenziellen
Aminosäuren (Eiweiß) und essenziellen Fettsäuren
(Fett) nutzen. Die LOGI-Methode ist keine Diät, sondern
beschreibt nach heutigen Erkenntnissen einen Lebens-
stil, mit dem Sie erfolgreich Übergewicht abbauen und
Ihr Wohlfühlgewicht halten können – ohne dem Jo-Jo-
Effekt zum Opfer zu fallen! LOGI macht satt und liefert
alle wichtigen Nährstoffe.
Wer sich bei der Auswahl der Nahrungsmittel an die
LOGI-Empfehlungen hält, wird von Schlankmacher-
effekten profitieren.

LOGI-Empfehlungen

Die LOGI-Ernährungspyramide veranschaulicht den
gesunden Lebensstil, was das Essen betrifft.
✛ Zu den Lebensmitteln auf der untersten Plattform
   sollten Sie so häufig wie möglich greifen, zu den
   Lebensmitteln auf der obersten Plattform so selten
   wie möglich.

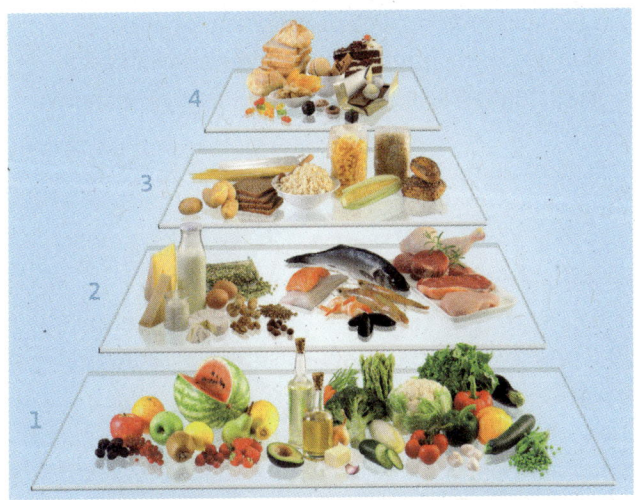

© Die Original-LOGI-Pyramide nach Dr. Worm, Stand 2015, publiziert in den Büchern zur LOGI-Methode bei systemed (www.systemed.de). Abdruck nur mit ausdrücklicher Genehmigung des systemed-Verlages.

4 Selten – sehr starke Blutzuckerwirkung bzw. sehr hohe glykämische Last (GL): Weißmehlprodukte, geschälter Reis, Kartoffelprodukte, Süßigkeiten, Softdrinks

3 Gelegentlich – starke Blutzuckerwirkung bzw. hohe glykämische Last (GL): Vollkornprodukte, Kartoffeln, brauner Reis (Faustregel: Je dicker der Bauch und je weniger körperliche Aktivität, desto weniger kohlenhydratreiche Vollkornprodukte).

2 Häufig – geringe Blutzuckerwirkung bzw. niedrige glykämische Last (GL): hochwertige Eiweißquellen wie z. B. Fisch, Fleisch, Meeresfrüchte, Milchprodukte, Hülsenfrüchte, Eier, Käse, Nüsse – nicht täglich, sondern abwechslungsreich drei- bis viermal pro Woche.

1 Sehr häufig – geringstmögliche Blutzuckerwirkung bzw. glykämische Last (GL): Mit zwei Portionen Obst (nicht zu süß) und drei Portionen stärkearmem Gemüse (»5 am Tag«) liegen Sie goldrichtig, zubereitet mit hochwertigem Öl (Oliven-, Walnuss-, Lein- oder Rapsöl).

✥ Die Blutzuckerwirkung bzw. glykämische Last (GL) ist
auf der untersten Plattform am geringsten, auf der
obersten Plattform am stärksten ausgeprägt.

Die LOGI-Ernährungspyramide setzt die LOGI-Methode
anschaulich um. Stärkefreies/-armes Obst und Gemüse
sind die Basis der LOGIschen Ernährung. Ballaststoff-
reiche Lebensmittel aus diesem Angebot sättigen am
besten. Es gilt drei Portionen Gemüse und zwei Portionen Obst pro Tag. Brot, Back- und Süßwaren sollten Sie
so selten wie möglich essen.

Functional Food

Unter diesem Begriff geführte Nahrungsmittel sind
mit zusätzlichen Inhaltsstoffen angereichert, die die
Gesundheit günstig beeinflussen oder vorbeugende
Wirkungen vermitteln sollen. Solche Wirkungen sollten
wissenschaftlich einigermaßen hinreichend belegt sein.
Die Definition lautet sinngemäß: »Nahrungsmittel mit
spezifischem Gesundheitsnutzen.«

Man kann ein Nahrungsmittel zum Functional Food
machen, wenn schädliche Inhaltsstoffe daraus entfernt
oder gesundheitswirksame Stoffe hinzugefügt werden,
oder man verbessert die Bioverfügbarkeit des Zusatz-
stoffs. Carotinoide, Lycopin, Lutein, Vitamin A, C und
E oder Omega-3-Fettsäuren sind übliche Zusätze in
Functional Food.

Bei Ernährungskonzepten, die Arthrose betreffen, stehen
Nährstoffe im Vordergrund, die antientzündliche und

schmerzlindernde Wirkungen vermitteln. Pflanzliche Vollwertkost verringert die Verfügbarkeit von Vorläufersubstanzen, die entzündliche Prostaglandine produzieren, und trägt wesentlich zur Schmerzlinderung bei.

Curcumin

Erkrankungen wie Arthrose haben eine entzündliche Komponente, die durch sekundäre Pflanzenstoffe wie Curcumin gehemmt werden. Curcumin ist ein orangegelber natürlicher Farbstoff, der in Wurzeln von Gelbwurz *(Curcuma longa)* vorkommt. Curcumin ist ein Lebensmittelzusatzstoff (E100). In der traditionellen indischen Medizin wird Kurkuma wegen seiner antientzündlichen und antioxidativen Eigenschaften seit Langem zur Behandlung verschiedener Erkrankungen eingesetzt, inklusive Arthritis.

Um die orale Bioverfügbarkeit von schwer wasserlöslichem Curcumin zu verbessern, hat man es an Phosphatidylcholin (in Eiern und Soja) gekoppelt. Eine Studie mit Arthrosepatienten zeigte, dass 180–1500 mg Curcumin pro Tag die Knieschmerzen und -beweglichkeit signifikant verbessern. Zudem brauchten die Betroffenen weniger Schmerzmittel (z. B. Ibuprofen). Sowohl hohe als auch niedrige Curcumin-Dosierungen linderten Schmerzen und verbesserten die Kniebeweglichkeit, ohne Nebenwirkungsrisiko. Darüber hinaus konnte man zeigen, dass 1500 mg Curcumin pro Tag vergleichbar gut Schmerzen lindern wie 1200 mg Ibuprofen. Curcumin ist demnach als veritables alternatives Schmerzmittel bei Arthrose einzustufen. Curcumin ist als Nahrungsergänzungsmittel im Handel.

Resveratrol

Resveratrol ist ein antioxidativ wirksamer, pflanzlicher Sekundärstoff. Der Pflanzenstoff ist schwer wasserlöslich und findet sich in Weintrauben, Himbeeren, Maulbeeren, Pflaumen, Erdnüssen und im Japanischen Staudenknöterich. Mit diesem Stoff schützen sich die Pflanzen vor Parasiten und Pilzinfektionen.

Resveratrol ist auch für die Heilkunde vielversprechend. Diverse Studien fanden heraus, dass es gegen Krebszellen, bei Arteriosklerose, Herzkrankheiten, Alzheimer-Demenz, Gelenk- und Autoimmunkrankheiten günstig wirksam ist. Darüber hinaus soll Resveratrol beim Abnehmen helfen und die sportliche Ausdauerleistung verdoppeln. Man hat auch antientzündliche Wirkungen von Resveratrol beobachtet.

Möglicherweise hat Resveratrol die gute Eigenschaft, die Zerstörung von Gelenkknorpel zu verhindern. Ob

TIPP

Eine Studie zeigte, dass Curcumin und Resveratrol kombiniert am besten wirksam sind: Das Absterben von Knorpelzellen wird verhindert und Enzyme, die das Überleben von Knorpelzellen sichern, werden stimuliert.

allerdings die Nahrungsergänzung genauso wirksam ist wie die Resveratrol-Injektion in die Gelenkkapsel, ist fraglich. In jedem Fall sind rote Trauben und Beeren bei Gelenkproblemen sehr zu empfehlen und können zur Linderung von Beschwerden beitragen. Resveratrol ist auch als Nahrungsergänzungsmittel im Handel.

Sojaprotein

100 g reife getrocknete Sojabohnen enthalten 34,3 g Sojaprotein. Sojabohnen sind reich an pflanzlichen Hormonen (Phytoöstrogene). Insbesondere die Isoflavone Genistein und Daidzein sind für Wissenschaft und Medizin hochinteressante Pflanzenstoffe.
Sojaprotein hat in wissenschaftlichen Studien günstige Wirkungen bei Arthrose gezeigt. Die Beweglichkeit des Kniegelenks, Schmerzen und die Lebensqualität verbesserten sich. Die schmerzlindernden Effekte von Sojaprotein beruhen vermutlich auf der östrogenartigen Isoflavonwirkung. Sojaprotein beeinflusst in jedem Fall den Knorpelstoffwechsel günstig und wirkt antientzündlich. Sojaprotein/-isolat ist als Nahrungsergänzungsmittel im Handel.

Gelenkschutz: Vitalstoffe

Zu den Vitalstoffen zählen körpereigene und essenzielle Substanzen: Vitamine, Mineralstoffe, Aminosäuren und Fettsäuren. Mangelzustände können die Entstehung von Arthrose fördern. Dies sollte erkannt und behoben werden, bevor Sie über operative Therapiemaßnahmen irgendwelcher Art nachdenken. Antioxidativ und antientzündlich wirksame Vitalstoffe sind ein wichtiger Beitrag zur Arthrosevorbeugung.

Vitamin B9 (Folsäure)

Das wasserlösliche Vitamin B9 (Folsäure) ist reichlich in grünem Gemüse, Obst und Salat enthalten – je frischer und knackiger die Nahrungsmittel sind, desto mehr Folsäure ist enthalten. Folsäure ist am Energiestoffwechsel beteiligt, wird für die Herstellung roter Blutkörperchen benötigt, stärkt das Immunsystem durch Unterstützung der Abwehrfunktion der weißen Blutkörperchen, schützt vor Blutarmut und nervösen Störungen sowie vor Missbildungen ungeborener Kinder. Darüber hinaus ist Folsäure als Coenzym für die Produktion der Gene, für die Eiweißproduktion, die Zellteilung, Zellvermehrung und das Gewebewachstum von größter Bedeutung – ein wahres Elixier des Lebens!

B-Vitamine wie Folsäure beeinflussen den Knochenstoffwechsel und sind an der Kollagensynthese beteiligt – die auch für die Knorpelgesundheit sehr wichtig ist. Folsäure ist eine Komponente des Homocystein-Methionin-Stoffwechsels. Erhöhte Homocysteinwerte im Blut (> 8 µmol/l) stören die Quervernetzung von Kollagenfasern und erhöhen das Risiko für Osteoporose und Knochenbruchanfälligkeit. Die Langzeitwirkung erhöhter Homocysteinwerte wird nach wie vor unterschätzt. Nah-

rungsergänzung mit Folsäure verringert das Knochenbruchrisiko, insbesondere im höheren Lebensalter.
Folsäuremangel ist weitverbreitet. Fachgesellschaften
empfehlen die tägliche Aufnahme von 400 Mikrogramm
(μg) Folsäure (Schwangerschaft: 600 μg). Folsäure ist
relativ preiswert und via Internet erhältlich.

Vitamin B_{12}

Vitamin B_{12} ist ein wasserlösliches Vitamin und ein
lebenswichtiger (essenzieller) Nährstoff, der nur von
Mikroorganismen (Bakterien) produziert werden kann.
Der Mensch ist auf die B_{12}-Zufuhr durch Nahrungsmittel
tierischen Ursprungs angewiesen: Leber, Fleisch, Milch,
Käse und Eier. Winzige Mengen an Vitamin B_{12} entscheiden über Gesundheit oder Krankheit!
Vitamin B_{12} fungiert unter anderem als Coenzym für ele-
mentare Prozesse in lebenden Zellen, etwa für Methylie-
rungen und für die Zellteilung. Alle Körperzellen benötigen Vitamin B_{12}. Erkenntnisse der letzten Jahrzehnte
weisen darauf hin, dass B-Vitaminmangel, insbesondere
B_{12}- und Folsäuremangel, ein bedeutender Risikofaktor für die Gesundheit von Herz (Arteriosklerose), Hirn
(Demenz) und Knochen/Gelenke ist. B_{12}-Mangel lässt
sich leicht erkennen und problemlos beseitigen – wenn
man danach sucht. Vitamin-B_{12}-Mangel ist weitverbreitet, bleibt häufig jahrelang unentdeckt und kann unter
anderem Erschöpfungs- und Burn-out-Zustände verursachen.

B-Vitamine wie B$_{12}$ beeinflussen den Knochenstoffwechsel und sind an der Kollagensynthese und am Homocystein-Methionin-Stoffwechsel beteiligt. Zu hohe Homocysteinwerte im Blut (> 8 μmol/l) stören die Quervernetzung von Kollagenfasern und erhöhen das Risiko für Osteoporose und Knochenbruchanfälligkeit. Lassen Sie Ihren Homocysteinwert bestimmen! Nahrungsergänzung mit Vitamin B$_{12}$ verringert das Knochenbruchrisiko, insbesondere im höheren Lebensalter. Vegetarier sind für B$_{12}$-Mangel besonders anfällig. Oftmals mangelt es an allen drei wichtigen Vitaminen (B$_6$, Folsäure, B$_{12}$). Ein besonderes Kennzeichen des B$_{12}$-Mangels ist, dass er Monate und Jahre unbemerkt bleiben kann – ohne irgendwelche Beschwerden.

B-VITAMINMANGEL ERKENNEN

Die Bestimmung folgender Laborwerte wird empfohlen (der B$_{12}$-Serumwert ist unzuverlässig!):
- Holotranscobalamin (Holo-TC) im Serum: 35–171 pmol/l (Selbsttest: www.cerascreen.de)
- Methylmalonsäure (MMA) im Urin: ≤ 3,8 μg MMA/mg Kreatinin (Selbsttest: www.medivere.de)
- Homocystein im Nüchternplasma/-serum: < 8 μmol/l (Hausarzt/Fachlabor)

Ein gesunder Erwachsener braucht etwa 3 µg Vitamin B12 pro Tag. Vorbeugend wird die kombinierte Supplementierung mit Folsäure (1,0 bis 2,5 mg pro Tag), Vitamin B12 (500–1000 µg pro Tag) und Vitamin B6 (20–50 mg pro Tag) empfohlen. Vitamin B12 ist sehr preiswert, ungiftig, auch in hoher Dosierung sehr gut verträglich und via Internet verfügbar. Bevorzugen Sie B12-Präparate mit Methylcobalamin.

Vitamin C

Vitamin C (Ascorbinsäure/Ascorbat) findet sich überwiegend in frischem Obst und Gemüse in größerer Menge. Da Vitamin C durch Hitzeeinwirkung zerstört wird, ist bei Lebensmitteln, die durch Wärmeanwendung haltbar gemacht oder ungekühlt länger gelagert wurden, mit Vitamin-C-Verlusten zu rechnen.

Vitamin C erfüllt im Körper wichtige biologische Funktionen, vor allem als Radikalfänger (Antioxidans) und Cofaktor biochemischer Reaktionen. Die überragende Bedeutung des Nährstoffes Vitamin C für die Gesundheit ist unumstritten und wissenschaftlich gut belegt. Wasserlösliches Vitamin C gilt als potentes Anti-Aging-Vitamin und Stärkungsmittel des Nerven- und Immunsystems. Es aktiviert den Fettstoffwechsel, Hormone und Enzyme, die Kollagenbildung im Bindegewebe und die Verdauung. Vitamin C hat für die Synthese und den Schutz von Kollagen größte Bedeutung. Es fördert die Gewebe- und Knorpelbildung und stabilisiert die Gefäßwände. Kollagenfibrillen finden sich in der Haut, in Bändern, Sehnen, Knorpelgewebe, Knochen, Blutgefäßen, Eingeweiden und in den Bandscheiben, in der Hornhaut und im Muskelgewebe. 25–35 Prozent der Eiweißgesamtmasse entfallen auf Kollagen, das am häufigsten vorkommende Protein im menschlichen Körper.

Bei Arthrosepatienten findet man häufig niedrige Vitamin-C-Spiegel im Blut. Je mehr Vitamin C zugeführt wird, desto besser sind Sie vor Arthrose geschützt und desto langsamer verläuft eine bereits vorliegende Arthrose. Hier die wichtigsten Vitamin-C-Funktionen in Bezug auf Kollagen und den Knochenstoffwechsel:

- Vitamin-C-Mangel ist ein häufig unterschätzter Faktor bei degenerativen Bandscheiben-Erkrankungen und Arthrose im höheren Lebensalter.
- Ein ausreichendes Vitamin-C-Angebot sorgt für gesunde, schöne Haut. Vitamin C fördert die Proliferation, Migration und Replikation von Fibroblasten – und die rasche Abheilung von Hautverletzungen.
- Je höher die Vitamin-C-Dosis ist, desto mehr Kollagen wird von humanen Fibroblasten produziert. Wer gut mit Vitamin C versorgt ist, sorgt für optimale Kollagendichte in der Haut und schützt die Gelenkknorpel.
- Da Kollagen an der Bildung einer dichten Gewebematrix beteiligt ist, die die Festigkeit verbessert, unterstützt Vitamin C den Aufbau belastbarer Knochen.
- Vitamin C aktiviert zahlreiche Hormone, regt insbesondere die Bildung von Nebennierenhormonen zur

Stressbewältigung an. Darüber hinaus beeinflusst Vitamin C auch Hormone des zentralen Nervensystems günstig, Hormone, die den Menstruationszyklus sowie das Wachstum und die Knochen-/Knorpelbildung steuern und Stressreaktionen regulieren.

Um die Knochenbildung, die Qualität und Dichte von Knochen zu erhalten, wird Vitamin C benötigt. Vitamin C fördert den Einbau von Calcium in Knochensubstanz, schützt vor Calciumverlusten und bekämpft oxidativen Stress, der den Calciumeinbau stört.

Vitamin-C-Supplementierung kann dosisabhängig Knochenbrüchen bei älteren Menschen vorbeugen – je höher die Dosierung, desto weniger Knochenbrüche. Ältere Patienten mit Hüftfrakturen haben häufig zu wenig Vitamin C im Blut.

Die Anwendung von Vitamin-C-Supplementen ist eine gleichwertige Alternative, wenn die Vitamin-C-Zufuhr aus der Nahrung unzureichend ist. Sie haben die Möglichkeit, sehr preiswert liposomal verkapseltes Vitamin C

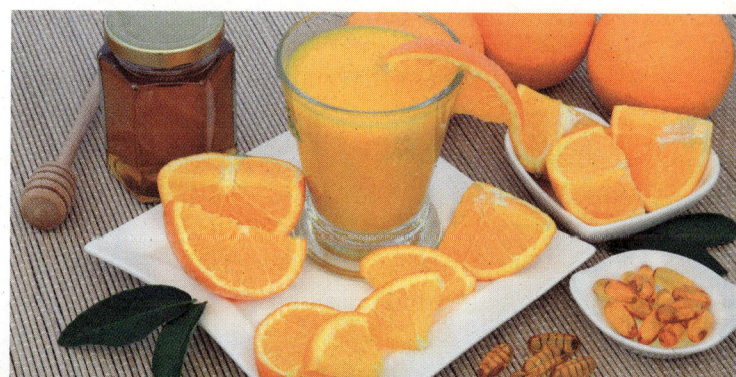

selbst herzustellen. Diese Vitamin-C-Zubereitung ist auch in hoher Dosierung (≥ 1000 mg pro Tag) oral sehr gut verträglich und wirksam (→ Lesetipps S. 121).

❁ Ein Vorteil der Vitamin-C-reichen Ernährung besteht darin, dass Sie zusätzlich jede Menge andere gesunde Nährstoffe aufnehmen: Mineralstoffe und Spurenelemente, Ballaststoffe, sekundäre Pflanzenstoffe, hochwertige Fettsäuren. Zusätzlich werden Sie reichlich mit Flüssigkeit versorgt.

❁ Ein Vorteil der Supplemente besteht in der Möglichkeit, Vitamin C in unterschiedlicher Dosierung gezielt zur Vorbeugung (niedrigere regelmäßige Dosierung) und Behandlung von Beschwerden und Erkrankungen (temporär hohe Dosierung zur Akutbehandlung) einzusetzen – Arthrose inklusive.

Vitamin D

Vitamin D gehört wie die Vitamine A, E und K zu den fettlöslichen Vitaminen. Der Vitamin-D-Stoffwechsel ist eine komplizierte Sache. In mehreren Schritten erzeugt die Körperchemie aus einem Basisfettstoff (Cholesterin) ein vielfältig wirksames Hormon, das fast von jeder Zelle benötigt wird, um Zellfunktionen an- oder abzuschalten. Vitamin D ist zwar auch in Pflanzen und Pilzen enthalten (Vitamin D_2), wird aber für den benötigten Bedarf zu 95 Prozent durch Einwirkung von UV-B-Strahlung aus dem Sonnenlicht in der Haut höherer Tiere gebildet (Vitamin D_3). Aktuellen Erkenntnissen zufolge ist Vitamin D ein hochpotenter Immunverstärker. Ein gesundes und starkes Immunsystem ohne ausreichend Vitamin D im Blut ist nicht denkbar!

Vitamin D hat für den Knochenstoffwechsel besondere Bedeutung. Bis vor 50 Jahren glaubte man, dass das Vitamin ausschließlich für den Knochenstoffwechsel zuständig ist: Vitamin D fördert die Aufnahme von Calcium aus dem Darm und den Einbau des Mineralstoffs in den Knochen (Mineralisation). Vitamin D beeinflusst zudem die Vermehrung und Differenzierung von Knorpelzellen (Chondrozyten). Es stimuliert auch die Produktion von Proteoglykanen, ein Baustoff für Knorpel.

Vitamin-D-Mangel ist weitverbreitet. Mindestens zwei Drittel der deutschen Bevölkerung sind mit Vitamin D unterversorgt. Die Symptome des D-Mangels sind unspezifisch: allgemeines Schwächegefühl, Müdigkeit, Antriebsschwäche, Konzentrationsstörungen, Kopf- und Rückenschmerzen, Herzklopfen, Schwindel, Kreislaufschwäche, Burn-out, Gelenkprobleme. Je mehr Vitamin D im Blut ist, desto geringer ist die Wahrscheinlichkeit, dass sich Arthrosebeschwerden bemerkbar machen. Studien haben gezeigt, dass Arthrosepatienten sehr häufig einen unerkannten Vitamin-D-Mangel haben. Bei den oben genannten Symptomen sollten Sie Ihren Vitamin-D-Status bestimmen lassen. Der zugehörige Laborwert heißt 25(OH)D. Vitamin-D-Selbsttests sind via Internet verfügbar (www.cerascreen.de, www.medivere.de).

Vitamin-D-Mangel kann mit D_3-Tropfen/-Tabletten behoben werden. Sie führen zunächst etwa vier Wochen 10 000–20 000 IE pro Tag zu. Anschließend nehmen Sie 2000–6000 IE Vitamin D_3 täglich ein. Von den häufig ärztlich verordneten »Depot«-Präparaten (z. B. Dekristol, 20 000 IE Vitamin, einmal pro Woche) wird abgeraten: So wie die Sonne seit Jahrmillionen jeden Tag aufs Neue scheint, muss Vitamin D konsequent täglich eingenommen werden, um nachhaltig wirksam zu sein – auch wenn es schwerfällt! Menschliche Stoffwechselzyklen sind auf den Wechsel von Tag und Nacht von Natur aus eingestellt.

Die ganzjährige Supplementierung ist vor allem im höheren Lebensalter empfehlenswert. Dann profitieren Sie von starken Knochen, einer stabilen Psyche, einem belastbaren Immunsystem, wirksamem Krebsschutz und Arthrosevorbeugung. Vitamin D_3 ist absolut ungiftig und auch in hoher Dosierung sehr gut verträglich.

VITAMIN-D-MANGEL ERKENNEN	
25(OH)D	BEWERTUNG
< 20 ng/ml (< 50 nmol/l)	Absoluter Mangel
21–29 ng/ml (52–72 nmol/l)	Relativer Mangel
30–100 ng/ml (80–250 nmol/l)	Regelrechte Versorgung
40–60 ng/ml (100–150 nmol/l)	Optimale Versorgung
100–150 ng/ml (250–325 nmol/l)	Übermäßige Versorgung

Vitamin E

Fettlösliches Vitamin E, das natürlich vorkommende D-Tocopherol, ist antioxidativ wirksam und neutralisiert wie Vitamin C schädliche Sauerstoffradikale. Darüber hinaus beeinflusst Vitamin E auch den Fettstoffwechsel günstig. Es kann Arteriosklerose, Herz-Kreislauf- und Krebserkrankungen vorbeugen und vor degenerativen Prozessen wie Arthrose schützen.

Vitamin E ist in allen naturbelassenen Pflanzenölen enthalten. Olivenöl, Weizenkeimöl und Sonnenblumenöl gelten als beste Wahl. Auch Maiskeim-, Distel-, Soja-, Leinsamen-, Erdnuss- und Sonnenblumenöl sowie Pflanzenmargarine, Mandeln, Haselnüsse und Oliven sind reich an Vitamin E. Pflanzenöle, etwa für Salate, sind nährstoffreicher und enthalten mehr Vitamin E als andere fettreiche Lebensmittel (etwa Wurst). Bevorzugen Sie kalt gepresste Pflanzenöle. Vitamin E ist relativ hitzestabil. Je niedriger die Temperatur und je kürzer die Garzeit, desto mehr Vitamin E bleibt erhalten. Erwachsene sollten mehr als 30 µmol/l Vitamin E im Blut haben.

Arthrosevorbeugend wirken vor allem die antioxidativen und antientzündlichen Eigenschaften von Vitamin E: Es schützt Bestandteile der Knorpelmatrix vor schädlichem oxidativem Stress. Zudem hemmt es die Produktion von entzündungsfördernden Signalstoffen.

Arthrosepatienten haben häufig deutlich zu wenig Vitamin E im Blut.

Studien zeigten, dass durch Vitamin-E-Supplementie-
rung Gelenkschmerzen gelindert werden und sich –
im Vergleich zu Placebos oder dem Schmerzmittel
Diclofenac – die Gelenkbeweglichkeit verbessert. Die
günstigen Vitamin-E-Wirkungen in Bezug auf Arthrose
hat man sich bisher nicht erklären können. Sicher ist,
dass eine Ernährung, die reichlich Antioxidantien enthält, den Verlauf einer Arthrose günstig beeinflusst.
Als Nahrungsergänzungsmittel ist Vitamin E überall
erhältlich.

Vitamin K

Vitamin K gehört zu den fettlöslichen Vitaminen –
K steht für Koagulation (Blutgerinnung). K-Vitamine
wurden 1935 als essenzieller Vitalstoff erkannt und sind
an der Aktivierung von Gerinnungsfaktoren beteiligt.
Erst in jüngster Zeit hat man weitere Funktionen von
K-Vitaminen entdeckt, insbesondere die Aktivierung
des Knochenproteins Osteocalcin. Vielversprechende
Schutzwirkungen von K-Vitaminen erwartet man auch
bei Krebserkrankungen und in Bezug auf Arteriosklerose.
Außerdem sind antientzündliche Wirkungen nachgewie-
sen worden. In Pflanzen ist Vitamin K_1 für die Fotosyn-
these zwingend erforderlich.
Für den Menschen sind vor allem zwei K-Vitamine von
Bedeutung:

✢ Vitamin K_1: Phyllochinon kommt in Grünpflanzen und
   teilweise auch in Früchten vor.

- Vitamin K_2: Menachinon wird von Bakterien, auch im menschlichen Darm produziert. K_2 hat auch eine wichtige Funktion als Elektronentransporter in Mitochondrien.

- Vitamin K aktiviert die Blutgerinnungsfaktoren II, VII, IX und X. Wer Blutverdünner (Cumarin, Phenprocoumarin, Warfarin) einnehmen muss, sollte auf die Nahrungsergänzung mit Vitamin K verzichten.

- Vitamin K ist ein Cofaktor des Knochenstoffwechsels, für die Proteine Osteocalcin und Knochenprotein S sowie Matrix-Gla-Protein (MGP). Das Vitamin ist vor allem am Aufbau harter Knochensubstanz beteiligt (Knochenmineralisation). Studien zeigten, das Vitamin K_1 das Osteoporoserisiko wesentlich beeinflusst. Außerdem hemmt Vitamin K den Knochenabbau (durch Osteoklasten). Vitamin K_2 erwies sich bei Frauen nach den Wechseljahren als wirksames Mittel zur Vorbeugung von Osteoporose.

- Aufgrund der Beteiligung von K-Vitaminen am Knochenstoffwechsel sind durchaus auch günstige Wirkungen bei Arthrose zu erwarten. Je mehr Vitamin K zugeführt wird, desto besser wird Osteocalcin verstoffwechselt, desto höher sind also auch die Knochendichtewerte, und umso niedriger fällt das Knochenbruchrisiko aus.

- K-Vitamine sind reichlich in Grüngemüsen (Spinat, Blattsalate), Hülsenfrüchten (Soja, Linsen, Erbsen) und Kohl enthalten. Die körpereigene Vitamin-K-Pro-

duktion (durch Darmbakterien) hat für die adäquate
Versorgung geringere Bedeutung, als man bislang
glaubte.
Die DGE empfiehlt für Erwachsene eine tägliche Aufnahme von 70–80 µg Vitamin K. Als Nahrungsergänzung
und zur Vorbeugung von Arthrose sind Vitamin-K-Präpa-
rate in Apotheken und im Versandhandel erhältlich. Es
gibt auch kombinierte Vitamin-K+D-Präparate. Vitamin
K_1 und K_2 sind auch in hoher Dosierung ungiftig – eine
K-Hypervitaminose gibt es nicht.

Bor

Das chemische Element Bor (B) ist ein Halbmetall. Die
industrielle Anwendung von Bor ist weitverbreitet. Bor-
verbindungen sind für Säugetiere (auch den Menschen)
so gut wie ungiftig. Bor ist zudem möglicherweise ein
essenzielles Spurenelement, das über das Trinkwas-
ser und bevorzugt pflanzliche Nahrungsmittel aufgenommen wird. Es soll den Knochenstoffwechsel und
Hirnfunktionen günstig beeinflussen. Im Durchschnitt
nimmt der Mensch 1–2 mg Bor pro Tag auf.
Niedrige Bor-Konzentrationen in Knochen und Gelenkflüssigkeit wurden beispielsweise bei Rheumapatienten
nachgewiesen.
Epidemiologische Studien zeigten, dass Arthritissymp-
tome bei einer Bor-Aufnahme von weniger als 1 mg
pro Tag häufiger zu beobachten sind. Klinische Anwendungen von 6 mg Natriumtetraborat pro Tag zeigten,

dass Bor Gelenkprobleme (Schmerz, Schwellung, Steifig-
keit) im Vergleich zu Placebo deutlich verbessern kann.
30 Jahre Bor-Forschung weisen darauf hin, dass dieses
Spurenelement für die Gesundheit von Knochen und
Gelenken eine große Rolle spielt: Knochenfestigkeit,
Beschleunigung der Abheilung von Knochenbrüchen,
Vorbeugung von Arthritis/Arthrose. Eine Empfehlung für
die Bor-Supplementierung ist derzeit nicht möglich; eine
Aufnahme von 1–10 mg Bor pro Tag wird befürwortet.
Wer reichlich Obst (z. B. Pflaumen), Nüsse und Gemüse
isst, sollte ausreichend mit Bor versorgt sein.

Kupfer

Kupfer (Cu) ist ein Übergangsmetall und Bestandteil
lebenswichtiger Enzyme. Es ist vor allem für die Blut-
bildung (die roten Blutkörperchen) und den Eisenstoff-
wechsel von großer Bedeutung. Darüber hinaus wird
Kupfer für den Aufbau von Eiweißstoffen, zur Quervernetzung von Bindegewebe – ein arthrosevorbeugendes
Merkmal – sowie von Nervenzellen gebraucht. Kupfer ist
Cofaktor des Stressabbauenzyms Superoxiddismutase
(SOD) und schützt Komponenten der Knorpelmatrix vor
oxidativen Schäden. Außerdem ist es ein essenzieller
Bestandteil der Kollagenproduktion in der extrazellulä-
ren Matrix des Gelenkknorpels.
Kupfer aus Nahrungsmitteln wird im Dünndarm auf-
genommen, zur Leber transportiert und zum Großteil
wieder über die Leber ausgeschieden. Vollkornprodukte

enthalten besonders viel Kupfer. Auch einige grüne
Gemüse, Hülsenfrüchte, Nüsse und Kakao sind kupfer-
reich. Wer sich ab und zu Austern gönnt, versorgt sich
sehr gut mit Kupfer. Die Tagesdosis beträgt schätzungs-
weise 3 mg Kupfer pro Tag.

Exakte Werte für den täglichen Kupferbedarf gibt es
aktuell nicht. Die Deutsche Gesellschaft für Ernährung
(DGE) gibt den Bedarf von Erwachsenen mit 1,0–1,5 mg
Kupfer pro Tag an. Diese Kupfermenge wird meist bereits
bei ausgewogener Mischkost aufgenommen. Sie sollten
folglich eher darauf achten, nicht zu viel Kupfer abzube-
kommen.

Hinweise auf die gute arthrosevorbeugende Wirkung von
Kupfer kommen aus der Orthopädie: Injektionen von
kupferhaltiger Superoxiddismutase in Gelenke führten
zu antientzündlichen Wirkungen bei Arthrosepatienten.
Kupfer ist in vielen Multivitamin-Mineralstoff-Präparaten enthalten.

Magnesium

Mehr als 300 verschiedene Enzyme benötigen Magnesium (Mg), damit lebenswichtige Stoffwechselreaktionen
ablaufen können. Fast überall im menschlichen Orga-
nismus ist Magnesium aktiv. Magnesium wird hauptsächlich in Zellen von Knochen- und Weichteilgewebe
gespeichert – insgesamt etwa 20–30 g. Magnesium ist
auch für den Energie- und Fettstoffwechsel von Bedeutung und dämpft nervöse Muskelaktivität. Herz und

Kreislauf profitieren von einer verbesserten Energie- und Sauerstoffausnutzung durch Magnesium. Die wichtigste Aufgabe von Magnesium ist die Bereitstellung von Energie. Nichts geht ohne den »Energiezünder« Magnesium, da Zellen ohne Magnesium keinen »Brennstoff« verwerten können.

Einige Studien haben sich mit der Wirkung der Magnesium-Supplementierung auf die Knorpelzellen-, Knorpel- und Gelenkgesundheit befasst. Offensichtlich schützt Magnesium Knorpel und Knorpelzellen vor Schäden. In der Orthopädie hat man günstige Magnesiumwirkungen nach Injektionen in arthrotische Kniegelenke beobachtet. Magnesium wirkt im Gelenk/in der Gelenkflüssigkeit antientzündlich und schmerzlindernd.

Alle Vollkornprodukte, Hülsenfrüchte und Nüsse enthalten reichlich Magnesium. Es gibt auch magnesiumhaltige Supplemente. Die empfohlene Tagesdosis beträgt etwa 350 mg.

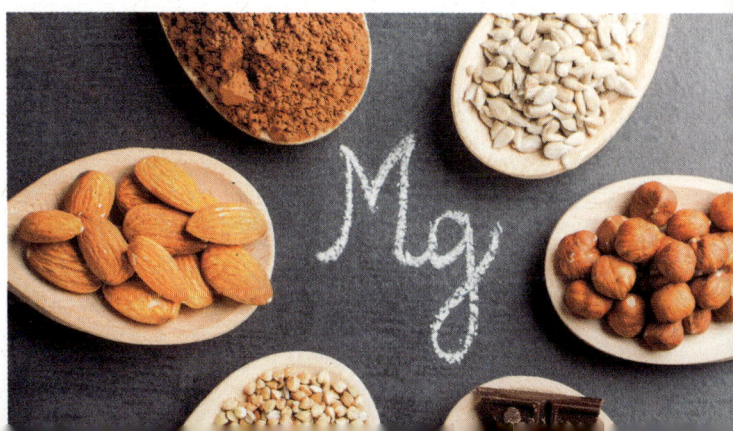

Selen

Selen (Se) ist Bestandteil wichtiger Enzyme und wird im Körper anstelle von Schwefel in Aminosäuren, etwa Cystein und Methionin, eingebaut. Insbesondere spielt das Enzym Glutathionperoxidase, dessen Cofaktor Selen ist, eine Hauptrolle als antioxidativer Schutzfaktor gegen schädliche Sauerstoffradikale. Selen schützt Bestandteile der Knorpelmatrix vor oxidativen Schäden und trägt zur Arthrosevorbeugung bei. Darüber hinaus sind selenhaltige Enzyme auch für den Schilddrüsenstoffwechsel und das Immunsystem erforderlich.

Leichter Selenmangel hat auf Dauer durchaus spürbare Folgen. Die Symptome können rheumatische Gelenkbeschwerden, Schwächung des Immunsystems, Aufhellungen des Kopfhaares und Störungen der Fruchtbarkeit sein. Starker Selenmangel kann Muskelschwäche, Herzmuskelschäden, Herzrhythmusstörungen oder Abwehrschwäche verursachen. Bei Selenmangel befinden sich vermehrt Entzündungsfaktoren (z. B. Cyclooxygenasen) im Blut – ein Kennzeichen von entzündlichen Gelenkveränderungen. Eine Studie zeigte, dass sich mit zunehmend besserer Selenversorgung das Erkrankungsrisiko und der Schweregrad einer Arthrose günstig beeinflussen lassen.

Insbesondere Fleisch und alle Meerestiere enthalten reichlich Selen. Getreide und Hülsenfrüchte sind gleichfalls selenreich – abhängig vom Selengehalt des Bodens im Anbaugebiet. Vollkornprodukte weisen in der Regel mehr als den doppelten Selengehalt auf im Vergleich zu Weißmehlprodukten. Der tägliche Bedarf beträgt etwa 30–70 mg Selen. Selen ist als Einzelsubstanz oder in Multivitamin-Mineralstoff-Präparaten zur Nahrungsergänzung erhältlich.

Zink

Das Spurenelement Zink (Zn) ist ein lebenswichtiger Mineralstoff, vor allem für die Steuerung der Eiweißproduktion. Zink stabilisiert oder hemmt zahlreiche biochemische Funktionen, beeinflusst die Energiegewinnung aus Nährstoffen, unterstützt die Abwehrfunktionen und schützt Zellen durch antioxidative Wirkungen. Es ist an einer Vielzahl enzymatischer Reaktionen beteiligt, davon sind etwa 300 bekannt. Zink mischt im Eiweiß-, Fett- und Kohlenhydratstoffwechsel mit. Aufbau- und Umbauvorgänge könnten ohne Zink nicht stattfinden. Auch der Säure-Basen-Haushalt ist von einer guten Zinkversorgung abhängig.

In Bezug auf Arthrosevorbeugung hat die antioxidative Selenwirkung größte Bedeutung. Selen schützt Komponenten der Knorpelmatrix vor oxidativen Schäden. Hinweise auf die arthrosevorbeugende Wirkung von Zink kommen aus der Orthopädie: Injektionen von zinkhaltiger Superoxiddismutase in Gelenke führten zu antientzündlichen Wirkungen bei Arthrosepatienten. Überwiegende Ernährung mit industriell verarbeiteten, nährstoffarmen Nahrungsmitteln kann Zinkmangel

begünstigen. Symptome des Zinkmangels sind Wund-
heilungsstörungen, Unfruchtbarkeit und Hauterkran-
kungen sowie Haarausfall. Das Immunsystem ist gestört
und die Infektanfälligkeit steigt. Da Zink zudem für die
Produktion von Botenstoffen im Gehirn zuständig ist,
kann Zinkmangel psychische Störungen begünstigen.
Zink kommt hauptsächlich in Vollkornprodukten, Hülsenfrüchten, rotem Fleisch, Meeresfrüchten und Scha-
lentieren vor. Vegetarier/Veganer sind für Zinkmangel
anfällig. Zink aus tierischen Nahrungsmitteln kann vom
Körper besser verwertet werden als Zink aus Pflanzen-
kost. Die empfohlene Tagesdosis sind 15 mg Zink für
Erwachsene. Tagesdosierungen bis 30 mg Zink gelten als
unbedenklich. Zink ist als Monopräparat erhältlich und in
vielen Multivitamin-Mineralstoff-Präparaten enthalten.

Omega-3-Fettsäuren

Omega-3-Fettsäuren gehören zu den mehrfach ungesättigten Fettsäuren. Mehrfach ungesättigte Fettsäuren
sind Bausteine von Zellmembranen. Sie sind auch für
die Produktion von Botenstoffen erforderlich, die den
Blutdruck, Entzündungsprozesse, die Blutgerinnung und
den Fettstoffwechsel regulieren. Essenzielle mehrfach
ungesättigte Fettsäuren sind Omega-3-Fettsäuren (wie
Alpha-Linolensäure) und Omega-6-Fettsäuren (wie
Linolsäure). Sie helfen bei der Bekämpfung von Giftstoffen, Bakterien, Viren sowie schädlichen und allergenen
Substanzen und schützen die Körperzellen. Sie liefern

auch Vorstufen von Prostaglandinen, die für lebenswichtige Funktionen gebraucht werden.

Mögliche Heilwirkungen von Omega-3-Fettsäuren wurden in klinischen Studien geprüft. Für die optimale Gesundheit wird ein Verhältnis von Omega-6- zu Omega-3-Fettsäuren im Nahrungsangebot von 4:1 bis 1:1 empfohlen. Bei der in Industriestaaten üblichen Ernährung beträgt dieses Verhältnis aber bis zu 20:1! Achten Sie auf die gesunde Zufuhr von ungesättigten Fettsäuren im ausgewogenen Verhältnis.

Fettes Öl vom Hochseefisch enthält Omega-3-Fettsäuren und gilt als gutes Mittel, um Herzinfarkt und Schlaganfall vorzubeugen. Langkettige Omega-3-Fettsäuren sind zur Energieversorgung des Auges und des Gehirns nötig. Auch Eicosapentaensäure (EPA) und Docosahexaensäure (DHA) gehören zur Omega-3-Gruppe und finden sich vor allem in fettreichen Meeresfischen wie Makrele, Thunfisch, Hering und Lachs (Lachs enthält etwa 30–35 Prozent Omega-3-Fettsäuren). Omega-6-Fettsäuren sind vor allem in Borretsch- und Nachtkerzenöl, in Sonnenblumen-, Distel- und Maisöl enthalten, in geringer Menge auch in Fleisch und Milchprodukten.

Laborstudien zeigten, dass Omega-3-Fettsäuren verschiedene Entzündungsmechanismen, darunter auch die Bildung entzündlicher Eicosanoide, hemmen. Sie beeinflussen auch die Signalübertragung und Genexpression bei Entzündungsprozessen. Omega-3-Fettsäuren hemmen außerdem den Abbau von Kollagen im Gelenkknorpel. Bei Arthritispatienten konnten die Anzahl geschwollener Gelenke reduziert, Morgensteifigkeit und Schmerzempfindlichkeit durch Fischölkapseln deutlich gebessert werden.

Bei Arthrosepatienten beobachtete man eine verringerte entzündliche Aktivität, wenn Fischölkapseln eingenommen wurden. Eine Langzeitstudie zeigte, dass die Patienten von Schmerzlinderung und reduzierter Schmerzmitteleinnahme (z. B. Ibuprofen) profitieren, wenn sie 2,6 g Omega-3-Fettsäuren pro Tag einnehmen. Ähnliche Ergebnisse waren bei Arthritispatienten zu beobachten, die 10 g Kabeljau/Dorschöl pro Tag benutzten. Vorliegende Studienergebnisse belegen, dass Omega-3-Fettsäuren Gelenkentzündungen hemmen, Morgensteifigkeit bessern und den Schmerzmittelbedarf verringern. Vor allem das durch Übergewicht erhöhte Arthroserisiko kann bei einer Ernährung, die auf reichlich Omega-3-Fettsäuren setzt, merklich zur Gelenkgesundheit beitragen.

Gute Erfahrungen hat man bei Knie-/Hüftarthrose auch mit 300 mg Krillöl pro Tag gemacht: nachhaltige Verbesserung von Entzündungswerten, Schmerzen, Morgensteifigkeit und der Gelenkbeweglichkeit. Fischöl und Krillöl hemmen nachweislich Entzündungsaktivität. In Tierversuchen hat man eine 50-prozentige Verringerung arthrotischer Knorpelveränderungen beobachtet. Fischölkapseln sind zur Vorbeugung empfehlenswert und als Nahrungsergänzungsmittel erhältlich.

TIPP

Omega-3-Küchentipps

✥ Mehrfach ungesättigte Fettsäuren: fetter Fisch (Lachs, Makrele, Hering, Sardinen), Schalentiere, Nüsse, Ölsaaten, Pflanzenöle (Sonnenblumen-, Mais-, Leinsamen-, Raps-, Distel-, Sojabohnenöl)

✥ Einfach ungesättigte Fettsäuren in Oliven- und Rapsöl sind wärmestabiler, sollten aber nicht zu stark erhitzt werden. Ein Salatdressing mit solchen Ölen ist schmackhaft und sehr gesund. Sie können Oliven- oder Rapsöl auch zum Backen benutzen.

✥ Mehrfach ungesättigte Fettsäuren sind hitzeempfindlich. Kurze Garzeiten bei geringer Temperatur sind deshalb bei Fisch, Meeresfrüchten oder Pflanzenölen empfehlenswert. Fetter Fisch schmeckt am besten frisch zubereitet, tiefgekühlt ist er nicht lange vollwertig haltbar.

✥ Benutzen Sie Walnüsse als Zutat für kreative Menükompositionen.

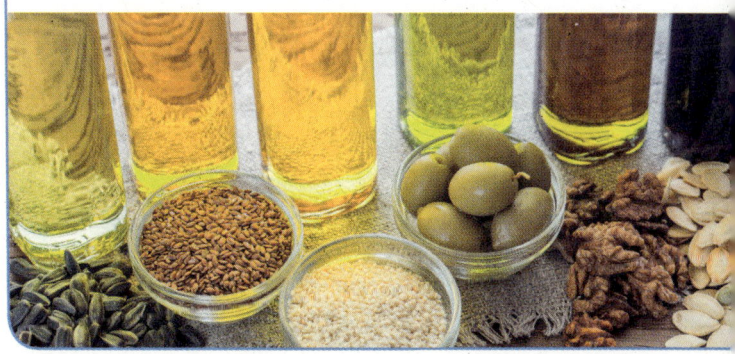

INFO

DIMETHYLSULFOXID (DMSO)

DMSO ist ein organisches industrielles Lösungsmittel der Sulfoxid-Klasse und ein Nebenprodukt der Papierherstellung. Die Substanz hat antientzündliche, abschwellende, gefäßerweiternde und schmerzlindernde Eigenschaften. In der Sport- und Rheumatherapie wird DMSO äußerlich als Schmerzmittel eingesetzt. DMSO kann die Haut gut durchdringen und dient deshalb auch als Trägerstoff für Arzneimittel (z. B. Gerinnungshemmer, Schmerzmittel) in Form von Gel, Salben, Pflaster oder Tinkturen.

Die meisten Studien zur Wirkung von DMSO bei Arthritis/Arthrose stammen aus den 1980er-Jahren, überwiegend aus Russland und Japan. Eine deutsche Studie ergab, dass eine 25-prozentige DMSO-Gelzubereitung, drei Wochen täglich angewandt, Gelenkschmerzen bei Bewegung und in Ruhe lindern kann. Nebenwirkungen (Jucken, Hautausschlag) sind möglich.

Der Stellenwert von DMSO für die Arthrosetherapie ist definitiv unklar! Es gibt Patienten, die damit positive Erfahrungen gemacht haben. DMSO-Lösungen in pharmazeutischer Qualität sind im Handel erhältlich.

ARTHROSEVORBEUGUNG UND KNORPELSCHUTZ MIT SUPPLEMENTEN

Nachfolgend finden Sie eine Auswahl von Nahrungsergänzungs-mitteln, die zur Arthrosevorbeugung empfehlenswert sind.

✥ Die für Sie passenden Mittel sollten Sie je nach Bedarf selbst zusammenstellen.

✥ Die Supplementierung mit Vitamin D wird generell und unabhängig von Gelenkproblemen empfohlen.

✥ Die genannten Tagesdosierungen beziehen sich auf ansonsten gesunde Erwachsene, die Gelenkprobleme oder Arthrose haben oder Arthrose vorbeugen möchten.

✥ Multipräparate enthalten oft zu geringe Dosierungen von bestimmten Stoffen. Im Zweifel wird zu Einzelsubstanzen geraten.

MITTEL	BEMERKUNGEN	TAGESDOSIS
Vitamin D	Generell empfehlens-wert, insbesondere für Senioren und Menschen mit weitgehend fehlender Sonnenlichtexposition	2000–6000 IE Vitamin D_3; Abhängig vom Vitamin-D-Status auch höhere Dosierungen
Vitamin B_{12}	Generell empfehlens-wert, insbesondere für Senioren und Veganer/Vegetarier	500–1000 µg Methylcobalamin; Abhängig vom Vitamin-B_{12}-Status auch höhere Dosierungen
Vitamin C	Generell bei Krankheits-anfälligkeit und Mangel-erscheinungen, Hoch-dosis-Anwendung mit liposomal verkapseltem Vitamin bei Akutproble-men (auch an Gelenken)	1000 mg Vitamin C »Notfallanwendung« mit 2–10 g liposo-mal verkapseltem Vitamin C (Hoch-dosisanwendung)

MITTEL	BEMERKUNGEN	TAGESDOSIS
Kupfer	Überschreiten Sie die empfohlene Tagesdosis nicht!	1 mg
Selen	Deutschland ist Selen-Mangelgebiet.	30–70 mg
Zink	Nehmen Sie keinesfalls mehr als 30 mg pro Tag ein!	15 mg
Omega-3-Fettsäuren	Fischölkapseln sind generell und für die Knorpelgesundheit empfehlenswert.	3–10 g
Chondroitinsulfat	Bei Arthrose knorpelschützend und schmerzlindernd wirksam	800–1200 mg
Glucosaminsulfat	Bei Arthrose knorpelschützend und schmerzlindernd wirksam	1200 mg
Kollagen-Hydrolysat	Bei Arthrose knorpelschützend und schmerzlindernd wirksam	10–20 g Pulver

Regeneration: Knorpelstoff

Da Arthrose eine Erkrankung ist, die zum Aufbrauch von
Knorpelsubstanz und zur Knorpeldegeneration führt,
suchte man nach Stoffen, die die Knorpelregeneration
fördern und vor Knorpelabbau schützen können (Chondroprotektiva). Knorpelschutzstoffe sind Chondroitin,
Glucosamin, Hyaluronsäure und Kollagen-Hydrolysat.
Solche Stoffe werden sowohl vorbeugend zur Nahrungsergänzung als auch im Rahmen von orthopädischen
Eingriffen therapeutisch eingesetzt. Dennoch gibt es
widersprüchliche Studienergebnisse in Bezug auf die
Knorpelschutzeffekte von Chondroprotektiva.

Chondroitin

Chondroitin/Chondroitinsulfat wird von Knorpelzellen
gebildet, ist ein wichtiger Bestandteil von Knorpelgewebe und macht den Knorpel widerstandsfähig gegen
Kompression. Chemisch handelt es sich um Glykosa-
minoglykane, die an Proteoglykane (ein weiterer Knor-
pelbaustoff) angelagert sind. Diese Verbindung ist stark
wasserliebend und verleiht der Knorpelmatrix elastische
Eigenschaften. Chondroitinsulfat ist auch in Haiknorpel
enthalten. Chondroitinsulfat vermittelt einige knorpelschützende Effekte:

- ❄ Antioxidative Wirkung
- ❄ Hemmung des Absterbens von Knorpelzellen
- ❄ Hemmung des Abbaus der Knorpelmatrix
- ❄ Entzündungshemmung

✷ Stimulation der Bildung von Knorpelgrundsubstanz
✷ Verbesserte Gelenkbeweglichkeit und Schmerzlinderung

Es wird angenommen, dass bei Arthrose/Arthritis zu wenig Chondroitinsulfat im Gelenkknorpel vorhanden ist. Zahlreiche Studien haben die Wirksamkeit von Chondroitinsulfat zur Knorpelregeneration und zum Schutz vor degenerativem Knorpelabbau untersucht. Chondroitin-Supplementierung unterstützt die Wiederherstellung der Gelenkfunktion bei Arthrose der Hüfte, des Knies und der Fingergelenke.

✷ Chondroitinsulfat lindert im Vergleich zu Placebo Schmerzen, verbessert die Gelenkbeweglichkeit und verlangsamt den Arthroseverlauf signifikant – insbesondere bei Hüft- und Kniearthrose.

✷ Wird Chondroitinsulfat (800 mg pro Tag) ein Jahr oder länger eingesetzt, lässt sich im Röntgenbild eine verzögerte Verschmälerung des Gelenkspalts nachweisen. Das heißt, Chondroitin gelangt tatsächlich dorthin, wo es gebraucht wird – in das Knorpelgewebe.

✷ Die besten Ergebnisse werden mit Kombinationen von Chondroitinsulfat plus Glucosaminsulfat erzielt.

Chondroitin ist als Nahrungsergänzungsmittel erhältlich. Die Tagesdosis beträgt 800–1200 mg Chondroitinsulfat pro Tag. In diesem Dosisbereich ist Chondroitin sehr gut verträglich, relevante Nebenwirkungen sind nicht bekannt. Da Chondroitin ein relativ großes Molekül ist,

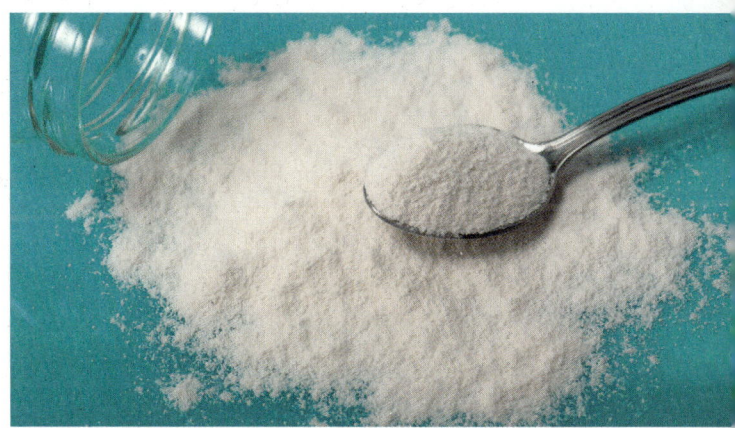

geht man von einer begrenzten Aufnahme aus dem Verdauungstrakt aus! Fachgesellschaften empfehlen den Knorpelschutz mit Chondroitinsulfat.

Glucosamin

Glucosamin/Glucosaminsulfat ist ein natürlicher Aminozucker, Bestandteil von Bindegewebe, Knorpel und Gelenkflüssigkeit. Es ist eine Vorläufersubstanz von Chondroitin und eine Grundsubstanz für die Bildung von Hyaluronsäure und Knorpelbausteinen (Proteoglykane). Im Vergleich zu Chondroitin wird Glucosamin sehr viel besser aus dem Verdauungstrakt aufgenommen. Deshalb betrachtet man die Nahrungsergänzung mit Glucosamin als die preiswertere Methode, um Gelenkknorpel zu regenerieren. Glucosaminsulfat vermittelt einige knorpelschützende Effekte:

- Glucosamin fördert die Bildung von Knorpelgrund-substanz durch vermehrte Produktion von Knorpel-bausteinen (Proteoglykane).
- Glucosamin hemmt Abbauvorgänge in der Knorpel-matrix und verlangsamt den Arthroseverlauf.
- Glucosamin wirkt antientzündlich.

Die Knorpelschutzwirkung von Glucosamin als Nah-rungsergänzung wurde in einigen Studien geprüft – Ten-denz: könnte helfen!

- Eine Metaanalyse (25 kontrollierte Studien) unter-suchte die Wirkung von 1500 mg Glucosamin pro Tag bei Arthrose. Unter Glucosamin kam es im Vergleich zu Placebo zu einer um elf Prozent verbesserten Gelenkbeweglichkeit und einer Schmerzlinderung um 22 Prozent.
- Im Vergleich zu Schmerzmitteln (z. B. Ibuprofen) zeig-te sich eine ebenbürtige oder überlegene schmerzlin-dernde Wirkung von 1500 mg Glucosaminsulfat pro Tag. Glucosamin war deutlich besser verträglich als das Schmerzmittel.
- Bei Patienten mit Kniegelenksarthrose, die Gluco-samin zum Knorpelschutz einsetzen, ist signifikant seltener ein totaler Gelenkersatz (Endoprothese) nötig.
- Als besonders wirksam hat sich die Supplemen-tierung mit Glucosamin plus Omega-3-Fettsäuren erwiesen: Wer täglich 500 mg Glucosamin plus 444 mg Omega-3-Fettsäuren einnahm, hatte um

90 Prozent gebesserte Morgensteifigkeit und weniger Gelenkschmerzen im Vergleich zur Einzelanwendung von Glucosamin.

✥ Eine kontrollierte Studie mit mehr als 1500 Knie-arthrosepatienten ergab, dass Glucosamin kombiniert mit Chondroitin mittelschwere bis schwere Gelenk-schmerzen lindern kann.

✥ Eine kontrollierte Studie mit 605 Kniearthrosepati-enten zeigte, dass die kombinierte Anwendung von zweimal täglich 750 mg Glucosamin plus zweimal täglich 400 mg Chondroitin über zwei Jahre den Knorpelabbau hemmt (Abschwächung der Gelenk-spaltverkleinerung). Schmerzlindernde Wirkungen kamen hinzu.

Glucosamin ist als Nahrungsergänzungsmittel erhältlich. Die Tagesdosis beträgt bis 1250 mg Glucosamin pro Tag. In diesem Dosisbereich ist Glucosamin sehr gut ver-träglich. Relevante Nebenwirkungen sind nicht bekannt. Fachgesellschaften empfehlen den Knorpelschutz mit Glucosamin.

Hyaluronsäure

Hyaluronsäure ist ein wasserliebender Aminozucker. Sie ist eine wichtige Komponente des Bindegewebes. Hauptanwendungsgebiete sind Injektionen von Hyalu-ronsäure bei Arthrose und in der ästhetischen Medizin (z. B. Faltenunterspritzung). Hyaluronsäure vermittelt bemerkenswerte mechanische Funktionen:

Wasserspeicherung

Hyaluronsäure kann sehr große Wassermengen binden, pro Gramm bis zu sechs Liter Wasser! Eine gute Flüssigkeitsversorgung ist das A und O jeder Strategie, die Arthrosebeschwerden nachhaltig lindern soll.

Druckbelastung

Wasser lässt sich kaum komprimieren. Dies wird beispielsweise für die Druckbeständigkeit des Bandscheiben-Gallertkerns ausgenutzt.

Gleitmittel

Hyaluronsäure ist die Hauptkomponente von Gelenkflüssigkeit (Synovia). Sie vermittelt reibungslose Gelenkbewegungen und kann durchaus als maßgeschneidertes Gleitmittel der Gelenkknorpeloberfläche betrachtet werden.

Darüber hinaus hat Hyaluronsäure auch antientzündliche Eigenschaften, die etwa bei der Injektion in Gelenke wirksam sind. Hyaluronsäure kann aber auch als Nahrungsergänzungsmittel bei Arthrose verwendet werden. Eine Studie mit Kniearthrosepatienten zeigte, dass die Hyaluronsäure-Supplementierung Arthrosesymptome wirksam lindern kann.

Hyaluronsäure ist als Einzelsupplement erhältlich oder als Bestandteil von Multipräparaten, kombiniert mit Vitaminen und Mineralstoffen. Die Tagesdosis beträgt 50–250 mg Hyaluronsäure.

Kollagen-Hydrolysat

Kollagen ist ein Eiweißstoff, der Bindegewebe Festigkeit und Elastizität verleiht. Kollagen dient als Grundbaustoff für Knorpel. Pulverförmiges oder trinkbares Kollagen-Hydrolysat enthält Kollagen und Aminosäuren wie Glycin und Arginin. Offiziell wird Kollagen-Hydrolysat als Lebensmittel eingestuft.

Die nahrungsergänzende Einnahme von Kollagen-Hydrolysat regt die Synthese der Matrix im Gelenkknorpel an. Studien haben gezeigt, dass Kollagen-Hydrolysat-Supplementierung bei Arthrosepatienten den Bedarf an Schmerzmitteln (z. B. Ibuprofen) verringert, die Gelenkbeweglichkeit verbessert und Schmerzen signifikant lindert.

Kollagen-Hydrolysat eignet sich auch sehr gut zur Arthrosevorbeugung, da die Knorpelneubildung stimuliert wird. Aktuelle Studien beobachteten vielversprechende Hinweise auf die langfristige Wirksamkeit von Kollagen-Hydrolysat in Bezug auf die Regeneration der Gelenkstruktur und die Wiederherstellung von Gelenkfunktionen. Wer Kollagen-Hydrolysat einsetzt, profitiert zusätzlich auch noch von hautverjüngenden Effekten. Eine durchaus empfehlenswerte Option.

Kollagen-Hydrolysat ist als Einzelsupplement erhältlich oder als Bestandteil von Multipräparaten, kombiniert mit Elastin, Hyaluronsäure, Vitaminen und Mineralstoffen. Die Tagesdosis beträgt etwa 10–20 g Kollagen-Hydrolysat-Pulver.

Infoservice

Internetadressen

www.arthrose.de – Deutsche Arthrose-Hilfe e. V.
www.5amtag.de – gesunde Ernährung
www.rheuma-liga.de – Deutsche Rheuma-Liga
www.schmerzliga.de – Deutsche Schmerzliga
www.oesg.at – Österreichische Schmerzgesellschaft
www.schmerzliga.ch – Verein Schmerzliga Schweiz

Selbsttests

Vitamin B$_{12}$, Vitamin D: www.cerascreen.de,
www.medivere.de

Fachliteratur

R. H. Flores und A. J. Hochberg: Definition and classification of osteoarthritis. Osteoarthritis. 2nd ed. Oxford Medical Publications, Oxford 2003, S. 1–8

Hans-Jürgen Hettenkofer, Matthias Schneider, Jürgen Braun (Hrsg.): Rheumatologie. Diagnostik, Klinik, Therapie. 6. Auflage. Thieme, Stuttgart 2015

Jörg Jerosch, Jürgen Heisel (Hrsg.): Management der Arthrose. Deutscher Ärzteverlag, Köln 2010

Anna Myszka: Osteoarthritis in past human Populations. University Poznan, Poznan 2016

Dieter Wessinghage: Die Arthrose – ein häufiges Krankheitsbild und seine Geschichte. Thieme, Stuttgart 1994

Lesetipps

Jürgen Fischer: Das Arthrose-Stopp-Programm: Weniger Schmerzen – mehr Beweglichkeit. Trias, Stuttgart 2016

Li Wu: TCM für jeden Tag. Entspannt und gesund durch die Woche: Ernährung und Heiltees, Akupressur und Meditation. 5. Auflage. Mankau, Murnau 2017

Nicolai Worm: LOGI-METHODE. Glücklich und schlank. Systemed, Lünen 2015

Eberhard J. Wormer: Fibromyalgie. Chronischen Schmerz erfolgreich bewältigen. 2. Auflage. Mankau, Murnau 2018

Eberhard J. Wormer: Vitamin D. 2. Auflage. Kopp, Rottenburg 2015

Eberhard J. Wormer: Vitamin B_{12}. Die unterschätzte, aber lebenswichtige Funktion des »Wohlfühl-Vitamins«. Kopp, Rottenburg 2017

Eberhard J. Wormer, Ulrich Grasberger: Zaubertrank – liposomal verkapseltes Vitamin C. Selbst herstellen und erfolgreich anwenden. Kopp, Rottenburg 2018

Eberhard J. Wormer: Fitness für zu Hause. Übungen ohne Geräte. Lingen, Köln 2018

Eberhard J. Wormer: Abnehmen mit Wohlfühlfaktor. Entspannt zur schlanken Linie. Lingen, Köln 2016

Eberhard J. Wormer: Yoga-Kuren. Lingen, Köln 2018

Eberhard J. Wormer: Autogenes Training. Lingen, Köln 2015

Eberhard J. Wormer: Starke Knochen. Osteoporose vorbeugen und behandeln. Lingen, Köln 2013

Weitere Veröffentlichungen des Autors

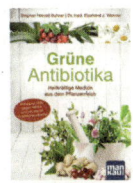

Grüne Antibiotika
Heilkräftige Medizin aus dem Pflanzenreich
Mankau Verlag, 3. aktual. Auflage 2018
Klappenbroschur, farbig, 190 S.
ISBN 978-3-86374-224-9

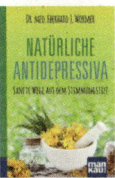

Natürliche Antidepressiva. Kompakt-Ratgeber
Sanfte Wege aus dem Stimmungstief
Mankau Verlag 2017
Klappenbroschur, farbig, 126 S.
ISBN 978-3-86374-423-6

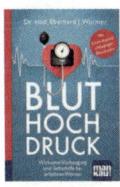

Bluthochdruck. Kompakt-Ratgeber
Wirksame Vorbeugung und Selbsthilfe
bei erhöhten Werten.
Mit Extra-Kapitel »Niedriger Blutdruck«
Mankau Verlag 2017
Klappenbroschur, farbig, 126 S.
ISBN 978-3-86374-380-2

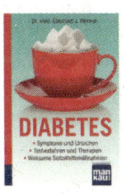

Diabetes. Kompakt-Ratgeber
– Symptome und Ursachen
– Testverfahren und Therapien
– Wirksame Selbsthilfemaßnahmen
Mankau Verlag 2017
Klappenbroschur, farbig, 127 S.
ISBN 978-3-86374-383-3

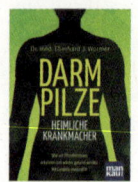

Darmpilze – heimliche Krankmacher
Wie wir Pilzinfektionen erkennen
und wieder gesund werden.
Mit Candida-Immundiät
Mankau Verlag 2016
Klappenbroschur, farbig, 255 S.
ISBN 978-3-86374-281-2

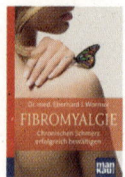

Fibromyalgie. Kompakt-Ratgeber
Chronischen Schmerz erfolgreich
bewältigen
Mankau Verlag, 2. aktual. Auflage 2018
Klappenbroschur, farbig, 127 S.
ISBN 978-3-86374-211-9

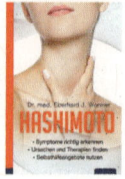

Hashimoto. Kompakt-Ratgeber
– Symptome richtig erkennen
– Ursachen und Therapien finden
– Selbsthilfeangebote nutzen
Mankau Verlag, 3. aktual. Auflage 2017
Klappenbroschur, farbig, 127 S.
ISBN 978-3-86374-175-4

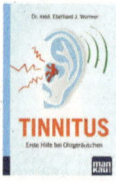

Tinnitus. Kompakt-Ratgeber
Erste Hilfe bei Ohrgeräuschen
Mankau Verlag 2016
Klappenbroschur, farbig, 127 S.
ISBN 978-3-86374-275-1

Register

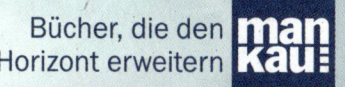
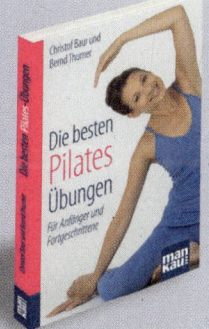
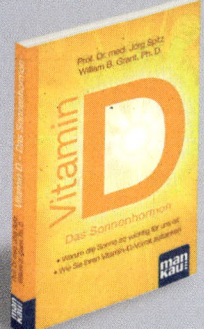
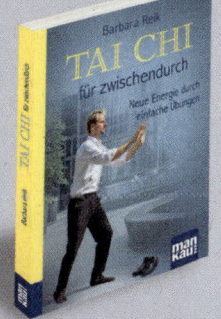
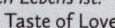

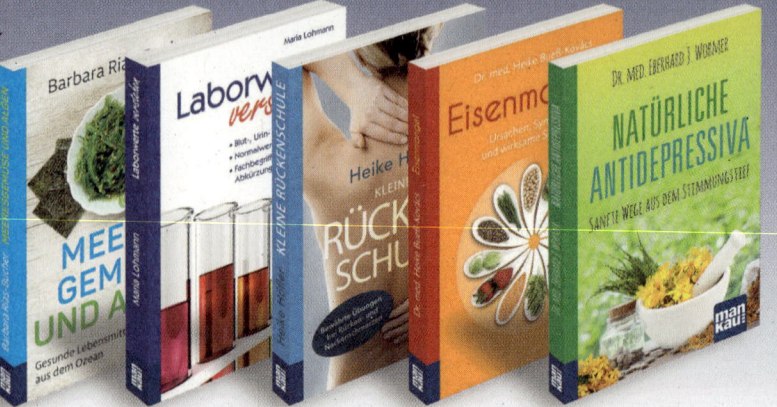

Auswahl aus unserer Kompakt-Reihe:

Alles auf einen Blick:
www.gesundheit-kompakt.info

Unsere Bücher erhalten Sie bei Ihrem Buchhändler! Besuchen Sie auch unsere Internetseite mit Bestellmöglichkeit, Internetforum, Leseproben, Veranstaltungstipps und Newsletter: **www.mankau-verlag.de**

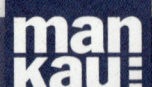